Peter Pukownik

Hildegard-Heilkunde für jeden Tag

vianova
Verlag Via Nova

Peter Pukownik

HILDEGARD-HEILKUNDE FÜR JEDEN TAG

vianova
Verlag Via Nova

1. Auflage 2015

Verlag Via Nova, Alte Landstr. 12, 36100 Petersberg

Telefon: (06 61) 6 29 73

Fax: (06 61) 96 79 560

E-Mail: info@verlag-vianova.de

Internet: www.verlag-vianova.de

Bildnachweis (Cover): Hildegard von Bingen: © akg-images

Umschlaggestaltung: Guter Punkt, München

Satz: Sebastian Carl, Amerang

Druck und Verarbeitung: Appel & Klinger, 96277 Schneckenlohe

ISBN 978-3-86616-306-5

INHALT

VORWORT

Dieses Buch richtet sich an Menschen, die in ihrem Leben etwas verändern möchten und die auf Basis der Heilkunde der heiligen Hildegard von Bingen körperliche und seelische Beschwerden lindern möchten – auch als Ergänzung zu einer schulmedizinischen Behandlung.

Eingangs werden daher das Welt- und Menschenbild der Universalgelehrten kurz vorgestellt. Denn die Heilkunde der heiligen Hildegard muss auch aus ihrer Zeit heraus verstanden werden. Im Anschluss daran geht es um die grundlegenden Heilmittel der Hildegard. Diese sogenannten Universalmittel stellen die Basis ihrer Ernährungslehre dar und können Patienten ebenso wie Gesunden uneingeschränkt empfohlen werden. Ein gesundes Leben erfordert laut Hildegard einerseits eine Umstellung des Denkens und den Verzicht auf „schädigende" Lebensgewohnheiten, andererseits – und das werden Sie auch in diesem Buch nachlesen können – richtiges, hildegardisches Essen: Es geht um Dinkel, die Gewürze Galgant, Bertram, Quendel, ferner um Herzwein, Fenchel und Edelkastanie, Heilmittel, die Sie alle nach und nach in Ihren Speiseplan integrieren können.

Im Haupttitel dieses Buches sollen dann die übrigen Hildegard-Mittel – ob Gewürze, Lebensmittel oder Medikamente – vorgestellt werden, die von Fall zu Fall und bei verschiedensten Beschwerden eingesetzt werden können. Um einen besonders einfachen und praktischen Zugang zu gewährleisten, ist der zweite Teil dieses Buches nach den einzelnen Beschwerden gegliedert.

An dieser Stelle sei jedoch darauf hingewiesen, dass Sie die Anwendung bei der Einnahme von Hildegard-Heilmitteln bei länger anhaltenden Beschwerden immer mit Ihrem behandelnden Arzt oder Heilpraktiker absprechen sollten. Dies gilt auch, wenn Sie schulmedizinische Medikamente absetzen oder ersetzen möchten. Natürlich bezieht sich dies nicht auf die Behandlung vorübergehender kleinerer Beschwerden, wie beispielsweise Schnupfen, Husten oder Konzentrationsstörungen.

Um die Sicht der heiligen Hildegard unmittelbarer zu machen, wird sie an manchen Stellen selbst zitiert. Diese Zitate stammen alle aus zwei Medizinbüchern, die heute als Grundlage der Hildegard-Heilkunde gelten, aber leider beide nicht mehr im Original erhalten sind: die »Physica« (Die Heilmittel) und »Causae et curae« (Ursachen und Behandlungen der Krankheiten).

1.
DIE HEILKUNDE DER HEILIGEN HILDEGARD VON BINGEN

Hildegards Welt- und Menschenbild

Hildegard von Bingen gilt heute als eine der größten Frauen des Mittelalters. Fast 40 Jahre lang schrieb sie theologische, psychologische und heilkundliche Werke, die in ihrer Bedeutung erst viel später erkannt und ausgewertet wurden.

Doch woher stammte dieses Wissen? Hildegard von Bingen hinterließ eine fortschrittlich anmutende Heilkunde und gab Rezepte für alle denkbaren Leiden an. Manche glauben, dass Hildegard ihre Erfahrungen als »erster weiblicher Arzt« niedergeschrieben hatte.

Gottfried Hertzka, Arzt und Autor zahlreicher Hildegard-Bücher, vertritt z.B. die Meinung – der auch ich mich anschließe –, dass Hildegards Medizin zum Zeitpunkt der Niederschrift noch keine Erfahrungs- oder Volksheilkunde war; vielmehr habe sie alles, was sie schrieb bzw. diktierte, aus der Erkenntnis des »inneren Lichtes« geschöpft, wie sie selbst es nannte.

Schon als Kind hatte sie die »Gabe des Sehens« und erschreckte und erstaunte damit ihre Umgebung. Sie schrieb

Dinge, die die Gelehrten der damaligen Zeit noch nicht wussten. Beispielsweise zeigte sie schon damals in ihren Schriften die Gefährdung des Menschen und seiner Umwelt auf und beleuchtete dabei Hintergründe und Zusammenhänge, die durch die modernen Wissenschaften heute erst langsam erforscht und auch bestätigt werden. So erstaunt es auch nicht, dass sie von ihren Zeitgenossen »prophetissa teutonica« oder auch »Seherin vom Rhein« genannt wurde.

Um Hildegard von Bingens Natur- und Heilkunde zu verstehen, müssen wir zunächst einmal ihre Sicht der Welt und des Menschen betrachten und einen kurzen Ausflug zurück ins Mittelalter unternehmen.

Hildegard sieht die Welt – den Kosmos – als universales Ordnungsgebilde, das aus den vier Elementen Feuer, Wasser, Erde und Luft besteht. Im Zentrum dieses Kosmos steht der Mensch. Er ist in seiner Ganzheitlichkeit, also mit Körper, Seele und Geist, darin eingebunden. Die vier Elementarkräfte halten nicht nur die Welt zusammen, sondern gestalten darüber hinaus auch das menschliche Gefüge, den Mikrokosmos des Menschen. Dementsprechend ist der Mensch von der Natur abhängig, weil er eben ein Teil dieser Natur ist. Im Gegenzug hat der Mensch wiederum eine Ausstrahlung auf den Kosmos, d. h., durch sein Tun kann auch der Mensch die Welt verändern, das natürliche Gefüge durcheinanderbringen – im Positiven wie im Negativen.

Die Verantwortung des Menschen

Über diesem gesamten, verflochtenen Gefüge thront Gott. Der Mensch, von ihm geschaffen, steht dabei immer in Bezug zu ihm, Gott drückt sich im Menschen aus. Als Gottes höchstes Geschöpf und als Zentrum des Kosmos trägt der Mensch nicht nur Verantwortung für sich im Privaten, sondern auch für seine Mitmenschen und seine Umwelt – also für das ganze Universum. Diese Verantwortungsethik ist ein wichtiger Aspekt bei Hildegard: Der Mensch ist sowohl für seine Umwelt als auch für sich und seine Gesundheit verantwortlich! Das bedeutet für uns konkret, dass wir den uns anvertrauten Körper pflegen und gesund erhalten müssen. In diesem Sinne ist Hildegards Heilkunde auch ein Werkzeug für die geistige Reifung des Menschen.

Krankheit als „Mangel an Sein"

Die Hildegard-Heilkunde ist ein ganzheitlicher Ansatz: Er umfasst den materiellen Körper, die Seele und auch die Beziehung des Menschen zu Gott und den Mitmenschen, also seine religiös-sittliche Haltung. Keines kann ohne das andere bestehen. Ziel ist nicht nur die körperliche Gesundheit, sondern gleichzeitig auch das seelische Heil. Beides greift untrennbar ineinander, da Hildegard immer den ganzen Menschen im Blick hat.

Krankheit entsteht in diesem Sinne durch alles, was diese Ganzheitlichkeit stört, besteht in einem »Mangel an Sein«, im Unterlassen, Verfehlen, Verfremden und Unterbleiben.

Gesundheit als lebenslanger Prozess

Für Hildegard ist Gesundsein und Gesundbleiben ein lebenslanger, kreativer Prozess. Man muss aktiv etwas dafür tun, um körperliches und seelisches Wohlbefinden zu erlangen und zu erhalten. Eine wichtige Säule auf dem Weg zur Gesundheit besteht für Hildegard im angemessenen Konsum und Einsatz der richtigen und gesundheitsfördernden Lebens- und Heilmittel, um die es in diesem Buch gehen soll.

Diät

Diät bedeutet bei Hildegard keinesfalls, Kalorien zu reduzieren, abzunehmen und dem Idealgewicht näherzukommen. Vielmehr versteht sie darunter in umfassender Weise die »rechte« Lebensführung, die Gesundheit und Heil verspricht. Nach Hildegard möchte jede Krankheit dem Kranken mitteilen, was er in seinem Leben falsch macht. Diät in diesem Sinne kommt dann fast einer Buße gleich: erkennen, was man bisher verkehrt gemacht hat, und dann sein Leben auf allen Gebieten so ändern, dass der Krankheit der Boden entzogen wird, damit sie ausheilen kann. Dazu gehören nicht nur die passenden Medikamente, sondern vor allem auch die Änderung der bisherigen Lebensgewohnheiten. Das betrifft zum Ersten das Essen und das Trinken und auch, wie man dieses zu sich nimmt, ob man ganz nebenbei gedankenlos oder aber bewusst und mit der nötigen Ruhe isst und trinkt. Weiterhin wichtig sind der richtige Rhythmus von Schlafen und Wachen, das Beachten der Rhythmik der

Mondphasen, der bewusste Umgang mit der Natur sowie die Balance der Affekte und Leidenschaften. Und alles unter der Maxime: *»Das rechte Maß«*. Hildegard nennt dies *»Discretio«*.

Ausleitungsverfahren und Fasten

Die Hildegard-Heilkunde kennt zahlreiche Ausleitungsverfahren: angefangen von der normalen Ausleitung über den Darm durch den regelmäßigen Stuhlgang, über die Nieren durch ausreichend Urinabgabe, über die Atmung durch Wegatmen von Stoffwechselgasen, über die Haut durch entsprechendes Schwitzen bis hin zu dem heute sicherlich etwas archaisch anmutenden Aderlass. Sie alle haben das Ziel, den Körper zu entgiften und zu reinigen. Dies betrifft auch das gezielte Heilfasten (Seite 174ff.); es stellt eine Reinigung von Körper und Seele dar.

Hildegards Ernährungs- und Kräuterheilkunde

Immer wieder wird im Zusammenhang mit der Lehre der heiligen Hildegard der Unterschied zwischen Nahrungs- und Lebensmitteln gemacht. Letztere sind Mittel zum Leben und tun dem Körper auf jeden Fall gut. Hildegard beschreibt zahlreiche Lebensmittel oder Gewürze bezüglich ihrer Wirkung auf den menschlichen Körper sowie seine Seele und seinen Geist. So schreibt sie z. B., dass Dinkel *»den Men-*

schen froh macht«, Fenchel *»ihn fröhlich macht«*, Muskatnuss *»das Herz öffnet«*, Bertram *»den Verstand stärkt«* usw. Allerdings differenziert sie hier sehr genau zwischen Lebensmitteln, die dem einen Menschen guttun, dem anderen aber schlecht bekommen.

Von einigen Lebensmitteln, Pflanzen und Gewürzen kann man sagen, dass sie grundsätzlich jedem Menschen guttun – in der Hildegard-Heilkunde spricht man dabei von den sogenannten Universalmitteln. Dies sind z. B. Dinkel, Fenchel, Galgant, Quendel, Bertram, Wermut usw. Universalmittel sind also Mittel zum Leben – sprich: Lebensmittel –, die ohne Einschränkung jedem, der sie zu sich nimmt, guttun oder sogar heilend wirken. So entsäuern sie z.B. den heute meist übersäuerten Körper. Das ist nicht nur in körperlicher Hinsicht gemeint, sondern auch in psychischer. Nicht umsonst sagen wir, jemand ist »stocksauer«.

Küchengifte

Andere Nahrungsmittel – und ich schreibe hier bewusst nicht »Lebensmittel« – lehnt Hildegard als nicht bekömmlich ab und beschreibt sie als *»schlecht für Gesunde und Kranke«*. In der Hildegard-Heilkunde spricht man dann von den »Küchengiften« – ein Wort, das von Dr. Gottfried Hertzka, dem Altvater und Erneuerer der modernen Hildegard-Heilkunde, geprägt worden ist.

Diese Küchengifte – also die in der Küche verwendeten Nahrungsmittel, die dem Körper mehr schaden als nützen –

sollte jeder Kranke und jeder, der gesundheitlich angeschlagen ist, meiden, weil sie seine Widerstandskraft schwächen und einen eingeleiteten Heilungsprozess behindern.

Wenn jemand völlig gesund ist oder gesund zu sein scheint, kann er diese Küchengifte maßvoll verwenden, wenn er unbedingt möchte. Er sollte sich aber darüber im Klaren sein, dass ihm diese Mittel nicht guttun, langsam, aber sicher seine Widerstandskraft mindern.

Hildegard meinte wohl, dass, wenn wir zwei Dinge essen, die dem Körper guttun, und eines, das ihm schadet, die positive Kraft der zwei guten die negative Kraft des einen schlechten ausgleiche. Sie fügt aber hinzu, dass dies nur bei Gesunden zutreffe, nicht bei Kranken.

Die folgenden Küchengifte sollten eher gemieden werden:
Gegen die im Frühjahr reifenden *Erdbeeren* entwickeln immer mehr Leute eine Allergie. Im Sommer sollten sie auf *Pfirsiche* verzichten, die ebenfalls Allergieauslöser sind.

Im Herbst sind – besonders für Patienten mit Atemwegserkrankungen – die *Pflaumen* gefährlich.

Auch die *Heidelbeeren* (Blaubeeren) muss man hier mit aufzählen, da sie bei entsprechender Veranlagung oftmals Gicht- und Rheumaanfälle auslösen können.

Ferner gehören *unreif geerntete* und auf den Markt gebrachte *Früchte* dazu, wie z. B. Kiwi und anderes Lagerobst, das in fernen oder nahen Ländern grün geerntet wird und dann langsam in Hallen oder auf dem Transport heranreift.

Gemüse

Im Winter sollten Sie mäßig bis keinen *Lauch* (Porree) zu sich nehmen, da er bei entsprechender Veranlagung oftmals Gichtanfälle auslösen kann, ähnlich wie die *Heidelbeeren*, besonders wenn er zusammen mit fettem Schweinefleisch gegessen wurde. Auch *Gurken mit Schalen* sollten Sie meiden.

Moderne Küchengifte

Hierzu kann man alle cola- und koffeinhaltigen Getränke zählen, die konzentrierten Obstsäfte, speziell aus Südfrüchten, und für manche Leute auch Mineralwasser und alle kohlensäurehaltigen Getränke.

Außerdem alle künstlichen Süßen, Aromen und Farbstoffe in der Nahrung, die H-Milch und schließlich alle Konservierungsstoffe, von denen wir heute noch nicht einmal eine entfernte Ahnung haben, wie sie sich auf Dauer im menschlichen Körper auswirken.

Vergegenwärtigen Sie sich beim Kauf von Nahrungsmitteln stets Folgendes: Alles, was außerhalb des Körpers lange braucht, um sich zu zersetzen, braucht auch im Körper lange, um für den Stoffwechsel aufgeschlossen zu werden! Wenn Sie dies beachten, kaufen Sie bewusster ein.

Vorreiterin der heutigen Psychosomatik

Es gibt nur einige Rezepturen in der Hildegard-Heilkunde, bei denen – neben der körperlichen – auch die Wirkung auf Gemüt, Gefühl, Verstand und Geist beschrieben wird. Ebenso liest man bei Hildegard immer wieder, dass unsere Gefühle und Gedanken unseren Körper stark beeinflussen. Bei unmäßigem Zorn oder blinder Wut wird der Mensch oft krank. Der Gegensatz, also das Heilmittel der Wut, ist die Geduld, die »patientia«, wovon ja das Wort »Patient«, also der »geduldige Mensch«, abgeleitet ist. Uns sind diese Beziehungen heute unter dem Begriff »Psychosomatik« bekannt, womit die wechselseitige Beeinflussung von Körper und Seele gemeint ist. Dieser Begriff ist allerdings erst 150 Jahre alt – Hildegard schrieb bereits vor über 800 Jahren über die Zusammenhänge zwischen Körper und Seele.

2. DIE GRUNDMITTEL DER HEILIGEN HILDEGARD

1. Dinkel

Grund- oder Universalmittel sind, wie schon erwähnt, alle jene Mittel, die jedem Menschen guttun. Man muss sich also über ihre Verträglichkeit keinerlei Gedanken machen.

Die Grundlage jeder auf der Hildegard-Heilkunde aufbauenden Therapie ist die Ernährung, und die Basis der Ernährung ist der Dinkel – das Universalmittel Nummer eins in der gesamten Hildegard-Heilkunde. Versuchen Sie, wenn Sie krank sind, langsam Ihre Kost auf Dinkel umzustellen, d. h., ihn in Ihre Normalkost mit aufzunehmen.

HILDEGARD ÜBER DEN DINKEL:

»Der Dinkel ist das beste Getreide, und er ist warm und fett und kräftig, und er ist milder als andere Getreidearten, und er bereitet dem, der ihn isst, rechtes Fleisch und rechtes Blut, und er macht frohen Sinn im Gemüt des Menschen. Und wie auch immer die Menschen ihn essen, sei es in Brot, sei es in anderen Speisen, er ist gut und mild. Und wenn einer so krank ist, dass er vor Krankheit nicht essen (kauen) *kann,*

dann nimm die ganzen Körner des Dinkels und koche sie in Wasser, unter Beigabe von Fett oder Eidotter, so dass man ihn wegen des besseren Geschmacks gern essen kann, und gib das dem Kranken zu essen, und es heilt ihn innerlich wie eine gute und gesunde Salbe.«

Ballaststoffe für den Darm

Da Dinkelkörner und -produkte im Körper basisch reagieren – im Gegensatz zu allen anderen Getreidearten, die den heute sowieso schon übersäuerten menschlichen Organismus noch belasten –, ist er nicht zuletzt deswegen besonders wertvoll für die menschliche Ernährung. Dinkel enthält in idealer Zusammensetzung Vitamine, organische Mineralien, Spurenelemente, Kohlenhydrate und Fette. Er enthält ferner 13,1 Prozent Eiweiß, also viel mehr als andere Getreidearten. Selbst ein Hühnerei hat nur 12 Prozent. Zusätzlich ist Dinkel auch reich an Ballaststoffen – da jubelt der Darm!

Mit Dinkel essen Sie sich gesund

Dinkel ist zur Erhaltung oder Wiederherstellung der Gesundheit bestens geeignet, da er den Verdauungstrakt nicht so belastet wie andere Lebensmittel und weil die Inhaltsstoffe inklusive Eiweiß schon beim Kochvorgang – also unterhalb von 100° C – vollständig für die menschliche Ernährung aufgeschlossen werden. Bereits beim Frühstücksmüsli kommen Ihnen also die Nährstoffe des nicht rohen Dinkels zugute. Bei anderen Getreidearten erfolgt die Aufschließung des Eiweißes meist erst beim Backen, also bei Temperaturen über 130°C.

Reguliert den Blutdruck

Das Universalmittel Dinkel enthält verschiedene Kohlenhydratarten, so dass beim Verdauungsvorgang ständig etwas davon an das Blut abgegeben wird. Dadurch wird immer nur relativ wenig Insulin auf einmal verbraucht. Man nennt dies die Bioverfügbarkeit. Bei einem Weizenweißbrot aus raffiniertem Mehl oder bei weißem Zucker werden alle Kohlenhydrate fast schlagartig freigesetzt, überschwemmen das Blut und erfordern hohe Mengen an Insulin. Wenn diese dann verarbeitet sind, kommt es nach kurzer Zeit zu Heißhungerattacken, weil das Insulinangebot im Blut noch zu hoch ist. Diese extremen Schwankungen kann man durch Dinkelkost vermeiden.

Regt das Immunsystem an

Dinkel enthält in hohem Maße Thiozyanat, eine gebundene Blausäure. Sie regt die Zellfunktion positiv an – das ist besonders wichtig für den Immunschutz. Während freie Blausäure ein Gift ist, ist sie in gebundener Form lebensnotwendig. Sie (Zyanin) wird im Körper durch Verbindung mit Schwefel zu Thiozyanat. Dieses regt das ganze Immunsystem an, speziell im wichtigen Darmbereich. Dort hat es vor allem eine entgiftende Funktion. Es ist kein Gegengift, vielmehr kann die Zelle, die durch ein Gift geschädigt ist, mit Hilfe des Thiozyanats entgegenarbeiten und sich dadurch regenerieren.

Abwechslungsreiche Dinkelküche

Keine Angst – wenn Sie Ihre Ernährung auf Dinkelkost umstellen wollen, wird es Ihnen dennoch nicht langweilig. Der Dinkel ist nämlich sehr vielseitig verwendbar. Sie können das Dinkelmehl als Kuchen, Brot, Brötchen oder Pfannkuchen verbacken. Aber auch Suppen oder Brei können Sie mit dem Mehl, den Flocken oder dem Grieß zubereiten oder ganze Körner wie Reis in Salzwasser oder einer Gemüsebrühe kochen. Hildegard-Freunde verwenden dafür natürlich eine Gemüsebrühe ohne das Küchengift Lauch, die sogenannte Hildegard-Gemüsesuppe, die es als Fertigprodukt über die Hildegard-Vertriebe gibt. Bereiten Sie den Dinkel süß oder salzig zu, je nach Geschmack. Sie sollten ihn aber unbedingt nur in Wasser kochen und nicht in Milch. Wenn Sie Milch mitverwenden möchten, z. B. bei einem Dinkelgrießbrei, dann sollten Sie diese erst nach dem Kochvorgang in Wasser dazugeben: Also erst mit Wasser kochen, dann die Milch hineingeben und nochmals aufkochen.

Seit einiger Zeit wird auch ein gut bekömmliches Dinkelbier hergestellt, das es sicher schon zu Lebzeiten Hildegards gegeben hat, aber im Lauf der Jahrhunderte in Vergessenheit geraten ist.

Zunächst zwei kerngesunde Gerichte, die schmecken und gleichzeitig zur Gewichtsreduzierung und Verdauungsförderung beitragen. Sie sättigen, ohne den Verdauungstrakt allzu stark zu belasten.

DINKELKÖRNER UND FENCHEL MIT KÄSE ÜBERBACKEN

Zutaten
ca. 40-60 g Dinkelkörner (pro Person)
fertige Gemüsebrühe
Fenchel, Salz
Galgant
Bertram, Quendel
Fenchelkraut
Käsescheiben
Paprika, Mutterkümmelpulver
Butterflöckchen
hildegardisierter Wein, Wasser

Zubereitung: Dinkelkörner in der Gemüsebrühe im Schnellkochtopf 20–30 Minuten kochen. 10 Minuten später den Fenchel, ebenfalls in fertiger Gemüsebrühe, aufsetzen. Die beiden Brühen zusammengießen, mit den Gewürzen abschmecken, das grüne Fenchelkraut – klein gehackt – zugeben. Reichen Sie diese Suppe nun als ersten Gang zur Anregung der Magensäfte.

Dann die fertigen Dinkelkörner portionsweise auf die Teller verteilen, gekochten Fenchel darüberlegen, mit Käsescheiben bedecken, mit Paprika und Mutterkümmelpulver bestreuen. Einige Butterflöckchen daraufgeben und im Ofen nochmals ca. 5 Minuten überbacken.

Reichen Sie dazu einen hildegardisierten Wein, d. h., Sie brechen die Säure des Weines, indem Sie eine sehr kleine

Menge Wasser dazugeben. Der Wein wird dadurch für den Magen bekömmlicher und sehr oft aromatischer.

DINKELKOPFSALAT

Zutaten
ganze Dinkelkörner
Salzwasser, fertige Gemüsebrühe
Weinessig, Öl
Kopfsalat, Gewürze

Zubereitung: Die ganzen Dinkelkörner in leicht gesalzenem Wasser oder in einer fertigen Gemüsebrühe im Schnellkochtopf ca. 20-30 Minuten kochen und abseihen. Wenn Sie die Dinkelkörner einige Stunden vorher in etwas Wasser einweichen, werden sie schneller weich.

Die gekörnte Gemüsebrühe genießen Sie als leichte Vorsuppe, um den Magen anzuwärmen und die Verdauungssäfte anzuregen. Heben Sie dann die noch warmen Körner unter den mit Weinessig, Öl und Gewürzen angemachten Salat.

DINKELBRATLINGE

Zutaten
1 Tasse Dinkelschrot
3 EL Butter
2 Zwiebeln, 2 Eier
½ l Gemüsebrühe
Bertram, Muskat
Galgant, Salz zum Würzen, Majoran
Petersilie, Dill

Zubereitung: Zwiebeln in Würfel schneiden, in Butter erhitzen und andünsten. Unter Umrühren Dinkelschrot ca. 5 Minuten mitrösten. Mit der Brühe ablöschen, 15 Minuten köcheln und dann ausquellen lassen. Eier, Gewürze, Kräuter unter die Dinkelmasse heben, zu kleinen Bratlingen formen und in Öl von beiden Seiten goldbraun braten.

FRISCHKORNMÜSLI

Zutaten
1 Tasse Dinkelschrot aus Gofio
frisches Obst (wahlweise Trockenobst)
Milch
Würze nach Belieben

Zubereitung: Den grob geschroteten Dinkelgofio über Nacht in Wasser einweichen. Das frische Obst und die Milch – heiß oder auf Zimmertemperatur erwärmt – kurz vor dem Essen unter die aufgequollene Masse rühren. Sie können wahlweise auch Trockenobst verwenden. Ob Sie das Müsli süß oder salzig zubereiten, ist Geschmackssache.

Warum rösten?

Rösten kann und sollte man auch Dinkelkörner. Durch Erhitzen werden sie für die menschliche Ernährung vollständig aufgeschlossen – speziell das darin enthaltene Eiweiß; sie sind jetzt keine »Rohkost« mehr.

Rösten Sie die ganzen, trockenen Dinkelkörner in einer Pfanne (ohne Fett), und erhitzen Sie sie einige Minuten lang unter ständigem Rühren mit einem Holzlöffel, bis sie goldgelb werden. Dabei knackt und knistert es ständig, weil die Körner durch das Erhitzen auseinandergehen und zum Teil sogar etwas aufplatzen. Wenn man vorher und nachher Menge und Gewicht der Körner miteinander vergleicht, stellt man fest, dass die Körner durch den Flüssigkeitsverlust um drei bis fünf Prozent leichter geworden sind, aber gleichzeitig um drei bis fünf Prozent an Volumen zugenommen haben.

Lassen Sie die goldgelb gerösteten Dinkelkörner nach dem Erhitzen in einer Porzellanschüssel ganz auskühlen und rühren Sie mit einem Holzlöffel um. Nach völligem Erkalten geben Sie die Körner in ein luftdicht schließendes Gefäß mit Schraubverschluss zur Aufbewahrung und späteren Weiterverarbeitung. Legen Sie sich ruhig einen Vorrat davon an, durch das Rösten werden die Körner sogar haltbarer.

Der Dinkelkaffee ist ein basisches Getränk – die reine Wohltat für einen übersäuerten Magen!

DINKELKAFFEE

Zutaten
2–3 TL gemahlener Dinkelkaffee
ca. ½ l kochendes Wasser
etwas Milch

Zubereitung: Für den Dinkelkaffee werden die Körner ebenso wie für Gofio geröstet (aber mit etwas stärkerer Hitze dunkelbraun), dann grob vermahlen und zu Kaffee verarbeitet.

Übergießen Sie das Mahlgut mit dem kochenden Wasser, dann 3 Minuten aufkochen und danach noch einige Minuten ziehen lassen. Mit etwas Milch schmeckt der Dinkelkaffee vorzüglich.

2. Galgant

Galgant gehört zur Familie der Ingwergewächse und stammt ursprünglich aus Thailand und Südchina. Schon zu Zeiten der Römer kam der Galgant auf der Seidenstraße in den Mittelmeerraum.

Heute wird er nicht nur in seiner ursprünglichen Heimat in

Kulturen gezogen, sondern auch in Ostindien, in Japan und auf den Antillen.

Das scharf aromatisch schmeckende Pulver verbreitet einen angenehm würzigen Duft. Es wird aus den etwa zehn Jahre alten getrockneten Wurzeln hergestellt und ist sicherlich eines der am meisten verwendeten Medikamente sowie auch Gewürze in der Hildegard-Heilkunde. Es enthält bittere Flavonderivate und Gerbstoffe, Scharfstoffe wie Alpinol und Galangol und einige ätherische Öle.

Gegenanzeigen und Nebenwirkungen sind bisher noch nicht bekannt geworden, aber wegen seiner Schärfe kann man Galgant auch kaum überdosieren.

HILDEGARD ÜBER GALGANT:

»Galgant ist warm und heilkräftig. Wer hitziges Fieber hat, pulverisiere Galgant und trinke dieses Pulver in Quellwasser, und er wird das hitzige Fieber löschen. Wer im Rücken oder in der Seite Schmerzen hat, siede Galgant in Wein und trinke ihn oft warm, und der Schmerz wird aufhören. Wer Herzweh hat und im Herzen schwach ist, esse bald genügend Galgant, und es wird ihm besser gehen.«

Folgende Galgantprodukte können Sie im Fachhandel kaufen:

- Galgantwurzel, geschnitten
- Galganttabletten
- Galgantkekse

- Galganthonig
- Galgant-Muskat-Pulvermischung
- Galgantpulver

Galgant ist eines der wichtigsten Mittel der Hildegard-Heilkunde. Es hilft bei:

- hirnbedingten Krampfanfällen
- Viruserkrankungen
- Gürtelrose
- Rückenschmerzen
- Hitzewallungen der Wechseljahre
- Halsschmerzen

Krebshemmende Substanzen

Forschungen amerikanischer Wissenschaftler zufolge enthalten Extrakte von Lemongras und Galangawurzel – dies ist der hier beschriebene Galgant –, die für Duftöle verwendet werden, krebshemmende Substanzen. Diese Substanzen stimulieren im Körper das entgiftende Enzym GST, das somit die Zellen nicht nur vor Umweltschäden, sondern auch vor Krebs schützen kann. Im Tierversuch wurde bewiesen, dass die Wirkstoffe aus dem Lemongras Leber und Darm und die Wirkstoffe aus der Galangawurzel Leber, Darm und Lunge vor Krebs schützen.

Schnell wirksames Herzmittel

Galgant, gepresst und als Pulver im Fachhandel erhältlich,

wird in der Hildegard-Praxis als äußerst schnell wirkendes Herzmittel bei allen Zuständen von Schwindel, Schwäche und Schmerzen, die vom Herzen kommen, eingesetzt, also auch bei krampfartigen Herzbeschwerden, wie z. B. der Angina pectoris.

Wissenschaftler machten darüber hinaus eine überraschende Entdeckung: Sowohl Galgant als auch Pfeffer enthalten tatsächlich herzwirksame Stoffe. Die darin befindlichen Scharfstoffe im ätherischen Öl können die Verklumpung jener Blutplättchen verhindern, die beim Herzinfarkt an einer geschädigten Gefäßwand ein Blutgerinnsel, einen Thrombus, bilden und so ein Herzgefäß verschließen können. Damit werden die von Hildegard vor über 800 Jahren aufgestellten Indikationen durch moderne Labortechniken rundum bestätigt.

Die genannten Wirkungen sind sicher auch der Grund dafür, dass es im asiatischen Raum, wo die scharfen Currygewürzmischungen mit Galgant zum täglichen Verzehr gehören, vergleichsweise wenige Herz-Kreislauf-Erkrankungen und Herzinfarkte gibt.

Magen-Darm-Entkrampfung

Da Galgant massiv entkrampfend auf den Verdauungstrakt einwirkt, werden bei regelmäßigem Gebrauch alle Ursachen von Schmerzen oder Krämpfen, die vom Magen-Darm- Bereich oder von der Galle herrühren, langsam ausgeschaltet. Auch auf die Kopfgefäße wirkt Galgant entkrampfend. In einigen Fällen hirnbedingter Krampfanfälle, vom Neurologen als solche festgestellt, erzielten die Patienten durch regelmäßigen Galgantgenuss über einen längeren Zeitraum langsam, aber sicher Besserung, teilweise sogar Heilung. Schließlich unterstützt Galgant auch bei Viruserkrankungen, Gürtelrose, akuten Rückenschmerzen und Wechseljahrebeschwerden die Heilung.

So wirkt Galgant:

- entzündungshemmend und ausheilend nach Entzündungen
- krampflösend auf alle Organe und Gefäße, auch bei pseudoepileptischen Anfällen
- normalisierend auf die Herzfunktion – sowohl das Herzschlagvolumen als auch die Herzfrequenz werden gesenkt.

Gesundes Küchengewürz

Galgant, als Pulver in der Küche verwendet, ist auch ein Hauptbestandteil von Currymischungen und gibt, neben anderen scharfen Gewürzen, dieser Mischung einen Teil seiner typischen Schärfe. Auch die indonesische Küche verwendet sehr viel Galgant, was dem indonesischen Nationalgericht Nasigoreng, einer Reisspeise, die mit Gemüsen, Obst, Pilzen und Fleisch garniert ist, seine Schärfe verleiht.

3. Bertram

Bertram ist ein Kraut, das Wärme und mildes Klima braucht, ca. 30 Zentimeter hoch wird und doppelt fiederspaltige Blätter sowie eine weiße, kamillenähnliche Blüte hat. Der deutsche Bertram ist in klimatisch begünstigten Gegenden bei uns auch heute noch wild anzutreffen, wenn auch selten. Für die Heilkunde wird die getrocknete Wurzel verwendet.

Wegen der stärkeren Wirkung aber wird heute meist nur noch der rund um das Mittelmeer wachsende römische Bertram eingesetzt. Er ist wesentlich ertragreicher und wird in klimatisch geeigneten Gegenden in Kulturen angebaut.

HILDEGARD ÜBER DEN BERTRAM:

»Für einen gesunden Menschen ist er gut, weil er die Fäulnis in ihm mindert, das gute Blut vermehrt und einen klaren Verstand bereitet. Auch den Schwerkranken bringt er wieder zu Kräften und schickt nichts unverdaut aus dem Menschen hinaus. Wer viel Schleim im Kopf hat und Bertram isst, dem mindert er diesen Schleim. Oft genossen vertreibt er Brustfellentzündung, bereitet reine Säfte und macht die Augen klar. Wie auch immer er genommen wird, ist er nützlich und gut, sowohl für Kranke als auch für Gesunde. Wer ihn oft isst, dem vertreibt er die Krankheit und verhindert, dass er krank wird. Dass er beim Essen im Mund Speichel auslöst, kommt davon, dass er die üblen Säfte herauszieht und die Gesundheit zurückgibt.«

Entgiftet den Körper

Bertram enthält Inulin, Gerbstoffe, Harze und den zusammenziehenden Stoff Phyretin. Darauf beruht seine entgiftende Wirkung. Bei allen Erkrankungen, bei denen der Körper entgiftet werden soll, empfiehlt es sich, häufig das Essen mit Bertram zu würzen oder – wie ein Medikament – morgens nüchtern einen halben Teelöffel Bertram mit warmem Wasser einzunehmen.

Auch bei schlechten Blutwerten, bei mangelhafter Verdauung oder bei Verschleimungen der Nase und der Nebenhöhlen *(»Schleim im Kopf«)* sollten Sie Bertram einsetzen.

Wegen seiner reinigenden Wirkung macht es auch Sinn, Bertram bei Fastenkuren einzusetzen, z.B. in der Fastensuppe.

4. Quendel

Quendel, das dritte Hauptgewürz der Hildegard-Küche, ist nichts anderes als der Feldthymian, der in ganz Europa überall dort zu Hause ist, wo der Boden mager, sauer und steinig ist. Er bevorzugt eine sonnige Lage und wächst in ganz Mitteleuropa zuhauf; viele Hildegard-Freunde sammeln ihn von Juni bis September, trocknen ihn oder bereiten aus den frischen Blüten eine Salbe. Der Hauptwirkstoff des Quendels ist das Quendelöl, ein ätherisches Öl. Über den Magen-Darm-Trakt aufgenommen und über die Atemwege wieder ausgeschieden, erfüllt es auf diesem Weg eine den Körper reinigende Funktion.

Bei geistiger Anstrengung

Auch bei Gehirnleere, also bei Durchblutungsstörungen des Kopfes, speziell nach geistiger Überanstrengung, empfiehlt Hildegard den Quendel als Gewürz in Speisen oder Gebäck.

Bekannt sind z.B. die Quendelkekse (Rezept Seite 132), ganz gewöhnliche Kekse, denen man eine beliebige Menge Quendelpulver – je nach persönlichem Geschmack – beimischt.

Hauterkrankungen

Quendel sollten Sie bei allen Erkrankungen der Haut jedem geschmacklich geeigneten Essen und Gebäck beigeben, natürlich zusammen mit Bertram und Galgant. Das Essen bekommt dadurch eine ganz neue Geschmackskomponente.

Zur äußerlichen Behandlung von kleineren Hauterkrankungen sollten Sie den frischen Quendel zerstoßen und mit Butter vermischt zu einer Salbe bereiten, die auf die betroffenen Hautbezirke aufgetragen wird.

Im Frankenwald behandelt man von alters her den Milchschorf bei Babys mit Quendeltee, einer Quendelabkochung, die man dem Badewasser zugibt, und mit einer Einreibung aus frisch zerquetschtem Quendel, mit Ziegenbutter vermischt (Seite 124).

Exotische Note im Essen

Die Standardgewürze Galgant, Bertram und Quendel bringen zusammen eine köstliche, exotisch anmutende Geschmacksnote in jedes Essen. Besonders empfehlenswert sind eine Dinkelgrießsuppe und ein Salat aus Roten Beten, beides mit Quendel gewürzt.

Beachten Sie jedoch, dass Sie nicht zu viel von einem der drei Gewürze verwenden.

Auch in Frankreich wird der Quendel oder Feldthymian als wertvolle Küchengewürzpflanze geschätzt. Besonders Fleischgerichte und Gewürzliköre werden damit geschmacklich verfeinert.

Folgende Quendelprodukte können Sie im Fachhandel kaufen:

- Quendelkekse
- Quendelpulver
- Quendelsalbe

5. Herzwein

Die Römer brachten den Wein von Italien mit über die Alpen und verwöhnten deutsche Zungen und Gaumen. Zwar wurde auch damals schon hierzulande Wein angebaut, dieser hatte jedoch weniger Süße, so dass es hierzulande üblich wurde, ihn mehr als Gewürzwein, gesüßt mit Honig und abgeschmeckt mit exotischen Gewürzen und Kräutern, zu trinken.

Wenn man sich unwohl fühlte, fügte man dem Wein heilende Kräuter und Gewürze bei und hatte so einen Medizinwein zubereitet. Hildegard trug wesentlich dazu bei, dass er wieder richtig in die Naturheilkunde eingeführt wurde.

Die einzigen warmen Medizinweine, die wir heute kennen, sind der Glühwein in der Adventszeit, der Jagertee in den Skigebieten der Alpen und der Grog mit Rum (eventuell auch mit Zitrone) im norddeutschen Raum. Auf diese Getränke greift man auch bei Erkältungskrankheiten zurück, wobei die Geheimnisse des richtigen Würzens für Heilzwecke allerdings kaum noch beachtet werden – hauptsächlich geht es dabei um das Heiße und um den Alkohol. Zu Hildegards Zeiten spielte der Alkohol bei weitem nicht dieselbe Rolle wie heute, sondern es ging vorwiegend um die Heilwirkung.

Gerade ältere Patienten schätzen Hildegards Herzwein sehr. Viele bereiten ihn sich selber regelmäßig zu und verdanken ihm ihr besseres Wohlbefinden. Auch auf manches Medikament mit Nebenwirkungen können sie verzichten oder es zumindest reduzieren – natürlich nach Rücksprache mit ihrem behandelnden Arzt.

Gewürze im Wein – früher ein Zeichen für Reichtum

Da die Gewürze meist erst beim Erwärmen oder Erhitzen ihren Geschmack voll entfalten, kochte oder erwärmte man den Wein früher oft zusammen mit den Gewürzen. Die Gewürze waren damals sehr teuer, speziell die, die über die Seidenstraße und den Mittelmeerraum auf teilweise abenteuerlichen Wegen zu uns kamen.

Darüber hinaus war es auch eine Sache des Ansehens und des Reichtums, so viele Gewürze wie möglich in den Wein zu geben, um damit kundzutun, dass man sich so etwas überhaupt leisten konnte.

HILDEGARDS HERZWEIN

Zutaten
8–10 Stengel frische Petersilie
1 l guter Weißwein
1–2 EL reiner Weinessig
80–100 g reiner Bienenhonig
1 TL reiner Alkohol

Zubereitung: Der Wein sollte möglichst in einem größeren Kochtopf mit Deckel gekocht werden, da sonst zu viel Flüssigkeit verdampft. Frische Petersilie, ohne die Wurzel, grob zerschneiden und im Topf mit dem Weißwein und dem Weinessig – Menge je nach Geschmack und Süße des Weines – ca. 10 Minuten kräftig durchkochen.

Passen Sie beim Kochen des Herzweins gut auf! Er muss immer wieder, möglichst mit einem Holzlöffel, umgerührt werden, da er stark schäumen kann. Nach dem ersten Kochen fügt man den reinen Bienenhonig (vom Imker) hinzu und lässt das Ganze nochmals bei kleiner Flamme ca. 4–5 Minuten köcheln. Noch heiß wird der Absud sorgfältig abgeseiht, eventuell durch ein Leinentuch abgepresst und warm in gut gereinigte Flaschen mit Schraubverschluss abgefüllt, die sofort verschlossen werden. Die Flaschen sollten vor dem Abfüllen mit 1 TL reinem Alkohol ausgeschwenkt werden; den Alkohol sollte man dabei als Haltbarmacher in der Flasche lassen.

Durch den Alkoholgehalt im Wein und den Zuckergehalt im Honig entsteht darüber hinaus ein gewisser Konservierungseffekt. Es reicht aber, den Herzwein mit wenig Honig zu süßen.

So können Sie ihn auch als Diabetiker ohne Weiteres trinken. Sie sollten sich allerdings, wenn Sie nur gewisse Broteinheiten zu sich nehmen dürfen, mit Ihrem Hausarzt absprechen. Wer möchte, kann natürlich mehr Honig dazugeben – besonders Patienten mit Neigung zu Unterzucker –, maximal aber 300 Gramm zusätzlich zur genannten Mengenangabe. Bei Magenbelastungen aller Art sollte für die Herstellung des Herzweins besser Rotwein verwendet werden.

Anwendungsbreite

Herzwein hilft bei:

- Wetterfühligkeit (z.B. Föhn)
- Hyper- und Hypotonie (ausgleichend)

- Nierenschwäche (unterstützend)
- Schlaflosigkeit
- nervösen Störungen
- allen Herz- und Kreislaufstörungen

Bei Neigung zu Unterzucker, Nierenschwäche und Nervosität sollten Sie den Herzwein regelmäßig einnehmen. Er ist nicht nur ein ideales Geriatrikum (Mittel zur Behandlung von Alterserscheinungen), sondern eignet sich auch für alle, die irgendwelche Herz- und/oder Kreislaufprobleme haben – also ein weiteres Universalmittel der Hildegard-Heilkunde.

Frauen können den Herzwein auch während der Schwangerschaft regelmäßig einnehmen. Er stabilisiert ihr Befinden und lässt Beschwerden weniger heftig ausfallen. Manch anderes Medikament kann dadurch überflüssig werden, das für die werdende Mutter und für das Kind nachteilig sein könnte.

Geringer Alkoholgehalt

Wegen des – infolge des Kochens – relativ geringen Alkoholgehalts von ungefähr ein bis zwei Prozent kann jeder den Herzwein zu sich nehmen. Ungeöffnet ist er im Keller etwa ein halbes Jahr haltbar, so dass Sie sich für die Zeit, in der keine frische Petersilie aus dem Garten zur Verfügung steht, einen gewissen Vorrat anlegen können. Angebrochene Flaschen bewahren Sie am besten im Kühlschrank auf; sie sind für den alsbaldigen Verbrauch bestimmt.

Regelmäßig und warm einnehmen

Nehmen Sie zwei- bis dreimal pro Tag – bei Bedarf öfters – einen Esslöffel oder ein kleines Schnapsglas voll ein. Dieser Herzwein kann auch unbedenklich über längere Zeit oder regelmäßig eingenommen werden. Es ist aber darauf zu achten, dass man ihn – wie alle Medizinweine – niemals eiskalt trinkt. Er sollte immer etwas im Mund behalten und darin angewärmt werden. Die spezifischen Wirkstoffe werden durch die Mundschleimhäute aufgenommen und können so besser und schneller zur Wirkung kommen. Sie können den kalten Herzwein auch in einem Glas erwärmen, indem Sie es mit heißem Wasser auffüllen.

„Für Kinder und trockene Alkoholiker: Die benötigte Menge für 2 bis 3 Tage bei offenem Topf nochmals kurz aufkochen, um den Restalkohol zu entfernen!"

6. Fenchel

Der Fenchel gehört zur Familie der Doldengewächse und wird bis zu eineinhalb Meter hoch. Er spielt in der Hildegard-Heilkunde als Medikament in Pulverform, als Tee und auch als Gemüse oder Salat eine sehr große Rolle. Er gilt ebenfalls als Universalmittel, das jeder verträgt und das für jeden ohne Ausnahme bekömmlich und gesund ist.

Passt in jeden Diätplan

Sie können Fenchel in jeden Diätplan in jeder Form mit einbauen. Bei einer Krankenkost oder einer Fastenkur (siehe Seite 176ff.) können Sie ihn in jeder Menge unbedenklich als Tee zu sich nehmen. Dazu kochen Sie die ganzen Samenkörner des Fenchels zwei bis drei Minuten kurz auf und lassen ihn dann noch mindestens zehn Minuten ziehen. Die Körner sollten zur Bereitung von Tee auf keinen Fall vorher gemahlen werden, wie es hin und wieder gemacht wird, weil man dadurch angeblich einen besseren Tee bekomme.

Darüber hinaus wird der Fenchelsaft, der frische Presssaft aus der Gemüseknolle, gegen Depressionen eingesetzt. Er wirkt – laut Hildegard – *»gegen Melancholie und Schwermut«* und macht *»den Menschen fröhlich«*.

Regt die Darmfunktion an

Der Fenchel wirkt darüber hinaus kreislaufstabilisierend und regt die Darmfunktion an. Er erzeugt im menschlichen Körper *»guten Schweiß und gute Verdauung«*, also eine Reinigung über die Haut und über den Darm, die beide neben den Nieren die größten Reinigungsorgane des Körpers darstellen. Die Nahrungsstoffe werden besser aufgeschlossen, und schädigende Gärungsprozesse im Darm, durch die den Kreislauf schädigende Gifte über die Darmschleimhaut in den Körper gelangen, werden weitgehend unterbunden. Die Abfallprodukte des Stoffwechsels werden also auf natürliche Weise über den Darm und über die Haut »entsorgt«.

Ein weiterer Effekt des reinigenden und kreislaufstabilisierenden Fenchels ist die Stärkung der Sehkraft, also: klare Augen.

Leckere Fenchelgerichte

Fenchel gehört zu den wenigen Pflanzen, die Hildegard sogar als Rohkost zulässt. Man kann z. B. die frische Gemüseknolle unangemacht roh essen, aber auch als Salat. Nehmen Sie die folgenden schmackhaften Fenchelgerichte in Ihre Basisernährung auf!

FENCHELSALAT

Zutaten
500 g Gemüsefenchel
Weinessig, Öl
Gewürze (z. B. Galgant)
Kräuter

Zubereitung: Kleingeschnittenen Gemüsefenchel mit Weinessig, Öl, Gewürzen und Kräutern als Salat anmachen.

Variante: Sie können den Fenchel auch in leichtem Salzwasser oder in einer Gemüsebrühe kochen und so als Beilage, z. B. zum Lammbraten oder Lammgulasch, oder auch überbacken mit Käse und Mutterkümmel essen.

FENCHELGEMÜSE

Zutaten
ca. 500 g Fenchelknollen,
300 g Karotten
3 EL Butter, 1 Zwiebel
½ l Gemüsebrühe
¼ l Weißwein
Gewürze (Bertram, Galgant, Pfeffer, Salz)
Basilikum, Petersilie

Zubereitung: Gewaschene, geputzte und halbierte Fenchelknollen in Scheiben schneiden. Gewürfelte Zwiebel und in Scheiben geschnittene Karotten in Butter andünsten. Mit der Brühe und dem Wein ablöschen, Fenchel hinzufügen. Ca. 15 Minuten gar kochen. Am Schluss mit Gewürzen und Kräutern abschmecken.

ÜBERBACKENER FENCHEL

Zutaten
1 kg Fenchelknollen
½ l Salzwasser
¼ l Weißwein
etwas Zitronensaft
1 EL Dinkelmehl
150 g geriebener Appenzeller oder Parmesan
Galgant, Muskat, Salz, Mutterkümmel

Zubereitung: Gewaschene, geputzte und halbierte Fenchelknollen mit Salzwasser und Wein 20 Minuten köcheln lassen, würzen und weitere 5 Minuten aufkochen.

Abtropfen lassen und in eine Auflaufform geben. Fenchelbrühe, Käse und Dinkelmehl verrühren und über die Fenchelknollen gießen. Ca. 30 Minuten bei 200° C im Ofen überbacken. Passt vorzüglich zu Dinkelnudeln.

Fenchel mit anderen Kräutern

In Verbindung mit verschiedenen anderen Heilkräutern ist der Fenchel in der Lage, deren Wirkung zu verstärken. Gegen festsitzenden Schnupfen hat sich beispielsweise eine Inhalation mit Fenchel und Dill bewährt (Seite 122). Gegen Magenbeschwerden ist eine Mischung aus zerstoßenem Fenchelkraut, frischen Brennnesseln und Liebstöckel – zusammen mit frisch gemahlenem Dinkelmehl zu einem Teig verarbeitet – hilfreich (Seite 156). Fenchel, Dill und Andorn hingegen finden – in Wein eingelegt – als Hustenwein Einsatz (Seite 119f.). Bei Schmerzen der Leber und/ oder der Lunge bereitet man einen warmen Wein mit Süßholz, Zimt, Ysop und Fenchel (Seite 168) zu.

Universalmittel Sivesan

Das Fenchelmischpulver Sivesan wurde in der damaligen Zeit in Ermangelung eines feinen Siebes, wie wir es heute überall kaufen können, durch ein grobes Tuch geschüttet. Die Grobstoffe konnte man anschließend im Mörser weiter zerkleinern.

Das Ergebnis ist das Universalmittel überhaupt: eine Mischung aus Fenchel, Galgant, Diptam und Habichtskraut, das sogenannte Fenchelmischpulver, das im Handel auch als Fertigmischung Sivesan erhältlich ist. Wenn Sie regelmäßig zu bestimmten Zeiten – etwa eine Stunde nach dem Mittagessen – ein Gläschen Herzwein (ca. 20 Milliliter) trinken, erwärmt und mit zwei bis drei Messerspitzen dieses Pulvers vermischt, fühlen Sie sich allgemein sehr viel wohler, ausgeglichener und gesünder.

Ersatzweise können Sie auch normalen Wein verwenden, aber Herzwein mit Sivesan hat eine deutlich bessere und stabilisierendere Wirkung.

Sie können SIVESAN auch selbst herstellen, und zwar folgendermaßen:

Zutaten
16 g Fenchelpulver
8 g Galgantwurzelpulver
4 g Diptampulver
2 g Habichtskrautpulver

Zubereitung: Alle Zutaten vermischen und 2–3 Tafelmesserspitzen davon in einem Likörglas mit warmem Herzwein regelmäßig 1 Stunde nach dem Mittagessen einnehmen.

Die Wirkungsbereiche von Sivesan

- Angina pectoris (Herz- und Brustenge)
- Vorbeugung nach einem Herzinfarkt
- Vorbeugung von Thrombosen
- Bluthochdruck (nicht aber bei niedrigem Blutdruck)
- nervöse Managererkrankungen
- Nierenerkrankungen aller Art
- allgemeine Abwehrschwäche
- Stoffwechsel- und Kreislaufverbesserung, besonders in der Rekonvaleszenzzeit nach schweren Erkrankungen und Operationen (natürlich neben den vom Arzt verordneten Medikamenten)
- Schweißausbrüche als Zeichen körperlicher Schwäche oder nach schweren Erkrankungen, Wechseljahrebeschwerden

Fenchel in Mischungen:

- Fenchel-Dill-Inhalation gegen Schnupfen
- Fenchel-Dill-Andorn-Wein gegen Husten
- Fenchel-Dill-Liebstöckel-Dinkelbrei gegen Magenbeschwerden
- Fenchel-Zimt-Süßholz-Wein gegen Leber- und Lungenschmerzen

Diese Fenchelprodukte können Sie im Fachhandel kaufen:

- ganzen Fenchel
- Fenchelpulver

- Fencheltabletten
- Fenchel-Galgant-Tabletten
- Fenchelmischpulver Sivesan
- Fenchelsaft

7. Edelkastanie

Die Edelkastanie ist ebenso wie der Fenchel 100-prozentig gesund, egal, welche Teile man verwendet, ob das Holz des Baumes, die essbaren und sehr wohlschmeckenden Früchte oder die Fruchtschalen und die Blätter. Alle haben auf den Körper eine positive Wirkung, speziell auf die Leber und die Gefäße; deshalb empfiehlt sie die heilige Hildegard bei Schwächezuständen jedweder Art.

Die Edelkastanie ist die essbare Kastanie, die in den wärmeren Gefilden südlich der Alpen bestens gedeiht und hoch geschätzt wird, aber auch bei uns in klimatisch begünstigten Gebieten, z. B. in Baden-Württemberg, vorkommt. Man findet in Südeuropa oft ganze Kastanienwälder und -alleen, teils künstlich angelegt, teils durch Wildwuchs verbreitet. Die bis zu 35 Meter hoch werdenden Bäume tragen meistens erst ab dem 30. Jahr Früchte, unter günstigen Bedingungen schon ab dem 15. bis 20. Jahr.

Bei uns am bekanntesten ist die geröstete Marone. Man muss dazu die Schale vor dem Erhitzen etwas einritzen. Auch unter Feinschmeckern ist die Edelkastanie bekannt.

Gekochte und pürierte Esskastanien z. B. werden in der guten Küche sehr oft zu Wildgerichten gereicht. Im Handel gibt es auch die getrockneten Kastanien, die gekocht eine leckere Beilage zu Fleisch-, aber auch zu vegetarischen Gerichten sind. In Rotkraut mitgekocht oder mit Dinkelkörnern schmecken sie vorzüglich. Man kann sie aber auch ganz roh und frisch vom Baum essen.

Die Biostoffe der Edelkastanie

Die Esskastanie hat ca. 30 Prozent Kohlenhydrate und etwas Eiweiß; sie enthält Vitamin A, sehr viele Vitamine der B-Gruppe und in geringer Menge auch Vitamin C. Außerdem ist sie reich an Phosphor und Kalium (700 Milligramm auf 100 Gramm, also dreimal so viel wie in der Kartoffel) und somit eine der kaliumreichsten Früchte überhaupt. Sie ist deshalb für Diabetiker, Herz-Kreislauf-Kranke und Nierenpatienten als Nahrungsergänzung bestens geeignet. Insulinpflichtige Diabetiker müssen allerdings die Kohlenhydrate mit ihren Broteinheiten verrechnen.

EDELKASTANIE FÜR GENIESSER

Edelkastaniengemüse: Variante 1

Zutaten
500 g Edelkastanien
2 EL Butter
1 Zwiebel
¼ l Gemüsebrühe
Petersilie, Bertram
Galgant, Muskat

Zubereitung: Edelkastanien einritzen und auf dem Backblech in ca. 15 Minuten rösten. Danach sofort schälen und innere Haut entfernen. Gewürfelte Zwiebel in Butter andünsten, mit der Gemüsebrühe ablöschen und mit den geschälten Kastanien ca. 10 Minuten schmoren lassen.

Mit Kräutern garnieren. Passt vorzüglich zu Lamm oder Wild.

Edelkastaniengemüse: Variante 2

Zutaten
500 g Edelkastanien
1 l Gemüsebrühe
⅛ l saure Sahne
¼ l Rotwein

Zubereitung: Geschälte und gedünstete Kastanien im Mixer pürieren, mit der Brühe ablöschen und anschließend in Sahne und Wein kurz aufkochen und heiß servieren. Man kann auch fertiges Kastanienmehl verwenden.

Edelkastaniengemüse: Variante 3

Zutaten
500 g Edelkastanien
70 g Zucker
¼ l Weißwein
Vanillestange

Zubereitung: Zucker mit Wein und Vanillestange ca. 10 Minuten kochen lassen. Vorgekochte, geschälte Kastanien hineingeben und darin ganz weich kochen (Vorsicht: Sie dürfen nicht zerfallen!). Das Kompott können Sie warm oder kalt reichen.

Gegen diese Krankheiten hilft die Kastanie

Die Kastanie kann jedoch auch gezielt gegen verschiedenste Krankheiten eingesetzt werden, und zwar bei:

- bei Rheuma und Gicht (als Saunaaufguss oder Badezusatz, siehe S. 93ff.)
- bei Konzentrationsstörungen und Kopfschmerzen helfen gekochte Kastanien (siehe S. 104f.)
- bei Magenschmerzen sowie allen Beschwerden im Magen-Darm-, Leber- Gallen- und Bauchspeicheldrüsenbereich empfiehlt Hildegard die folgende Suppe:

»... Auch wer Magenschmerzen hat, koche diese Kerne stark in Wasser und zerkleinere sie zu Brei, mische dann in einer Schüssel etwas Semmelmehl (Dinkelweißmehl) *mit Wasser, gebe etwas Süßholzpulver und etwas weniger Engelsüßwurzelpulver dazu, koche es nochmals mit den Kernen und bereite ein Mus und esse es, und es wird den Magen reinigen und ihn warm und kräftig machen...«*

- bei Schwermut und Herzschmerzen (siehe S. 151) helfen rohe Maroni
- bei Milzschmerzen helfen geröstete Maroni

Diese Edelkastanienprodukte können Sie im Fachhandel kaufen:

- Edelkastanienhonig
- Edelkastanienmehl
- Edelkastanien (geschält & gekocht; getrocknet & geschält)
- Edelkastaniensaunaaufguss
- Edelkastanientinktur

3. KRANKHEITEN UND BESCHWERDEN VON A-Z UND WIE MAN SIE LINDERN KANN

ALLERGIEN

Der Hauptverursacher von Allergien ist oft der Magen. Hildegard sprach deshalb auch vom *»Fieber des Magens«*. Die folgenden Heilmittel können Allergien wirksam lindern. In Apotheken können Sie die Aloe als Pulver oder in Körnchenform erhalten. Sie wird aus dem eingekochten Saft der Aloeblätter hergestellt.

MAGENFIEBER

SYMPTOME

Hautbereich: juckende Schwellungen, teilweise mit roten Stellen, Quaddeln und Bläschen, manchmal mit Sekret gefüllt

Schleimhautbereich: Schwellungen, teilweise mit Schmerzen; geschwollene und entzündete Augen, triefende Nase

Atemwegsbereich: Schleimhautschwellungen mit Atemnot oder Husten
Verdauungstrakt: Schmerzen und Unverträglichkeiten von Nahrung, Übelkeit

DIE HEILMITTEL

ALOE

Die Aloe gehört zur Familie der Liliaceae. Ihre Urheimat ist Südafrika; von dort wurde sie schon zwischen 3000 bis 2000 v. Chr. in die damaligen Kulturländer gebracht und dort für Heilzwecke eingesetzt. Man kennt auf der ganzen Welt inzwischen nahezu 300 verschiedene Arten, von denen aber für medizinische Zwecke nur sehr wenige verwendet werden.

HILDEGARD ÜBER DIE ALOE BEI ALLERGIEN:

»Der Saft der Aloe ist warm und hat große Kraft. Wenn jemand täglich starkes Fieber im Magen hat, mache er einen Hanfumschlag mit Aloe, lege ihn auf den Magen und den Nabel, und das Fieber wird weichen. Denn der Geruch (dieses Saftes) stärkt den Körper des Menschen innerlich, ermüdet aber dennoch den Kopf, aber die Ermüdung, die im Kopf des Menschen ist, reinigt es.«

Aloeumschlag auf den Magen

Lösen Sie für diesen Umschlag einige Aloekörner, die Sie grammweise in jeder Apotheke erhalten, in Wasser auf. Mit diesem Aloewasser tränken Sie ein Leinentuch und legen es als Umschlag auf die Magenpartie. Wichtig ist dabei, dass ein reines Leinentuch aus Hanf und kein Stoff aus Kunstfaser oder Synthetik verwendet wird. Erst die Verbindung von Aloe und Leinen bringt die erwünschte Wirkung. Ob der Umschlag warm oder kalt sein soll, entscheiden alleine Sie. Lassen Sie sich dabei von Ihrem Gefühl leiten.

Innerliche Anwendung

Wegen ihrer guten darmanregenden Wirkung und des damit verbundenen Verlustes an Elektrolyten sollten Sie die Aloe innerlich nicht länger als sechs Wochen am Stück einnehmen. Während Schwangerschaft und Menstruation sollten Frauen – wegen des Mineralstoffverlusts – keine Aloepräparate einnehmen.

FLOHSAMEN

Flohsamen ist der Samen einer Spitzwegerichart aus dem Mittelmeerraum. Aufgrund seiner hohen Quellfähigkeit wird der Flohsamen in erster Linie bei Verstopfungen (siehe S. 169f.) eingesetzt. Gegen Allergien hilft er äußerlich als Packung auf den Magen und innerlich als Wein. Der Flohsamenwein kann auch Erkältungen wirksam lindern. Beachten Sie allerdings, dass ein längerer Gebrauch zu einer gewissen Abhängigkeit führt.

Flohsamenwein

Zutaten
4–5 EL Flohsamen
1 l Wein

Flohsamenpackung

Zubereitung: Bringen Sie den Flohsamen im Wein ca. 4–5 Minuten lang zum Kochen. Abseihen und den abgeseihten Wein in ein Gefäß abfüllen. Schlagen Sie dann die aufgequollenen Körner in ein dünnes Tuch.

Gleichzeitige Anwendung

Legen Sie die Packung noch heiß auf den Magen. Lassen Sie sie so lange liegen, wie Sie es als angenehm empfinden. Trinken Sie währenddessen ein wenig von dem warmen abgeseihten Flohsamenwein. Dies verstärkt die Wirkung.

GOLD

HILDEGARD ÜBER DEN GOLDWEIN:

»Wer Fieber im Magen hat, erwärme mit erhitztem Gold reinen und guten Wein und trinke ihn, und das Fieber wird ihn verlassen, weil die gute Kraft dieses Goldes mit der durch Feuerkraft veränderten Wärme die schlimmen Magensäfte wegnimmt.«

Gegen *»Fieber im Magen«* empfiehlt Hildegard auch den Goldwein. Hauptsächlich findet er zwar gegen Rheuma Anwendung, er ist aber auch gegen Allergien wirksam.

Trinken Sie zwei- bis dreimal täglich ca. 20 Milliliter warm. Selbstverständlich ist der Goldwein fertig über die Hildegard-Vertriebe zu beziehen. Sie können ihn aber auch selber herstellen. Lassen Sie sich dazu bei einem Goldschmied die Heizspirale eines kleinen Eintassentauchsieders in einem Elektrolytbad vergolden. Damit können Sie sich jederzeit etwas Wein erhitzen – und fertig ist der Goldwein!

MILCHUNVERTRÄGLICHKEIT

SYMPTOME

Verdauungsbeschwerden (Blähungen, Magenkrämpfe, Durchfälle), die infolge des Genusses von **Milchprodukten** (Milch, Quark; Käse, Milchschokolade, Pizza u.Ä.) auftreten

MANDELN

Bei vielen Menschen entwickelt sich bis zum 20. Lebensjahr eine Milchunverträglichkeit. Wer nicht ganz auf alle Milchprodukte verzichten möchte, dem sei eine Milch aus Mandeln empfohlen.

Zerstoßene Mandeln enthalten das Enzym Emulsin. Wenn man Wasser dazugibt, entsteht eine milchige Flüssigkeit, die Mandelmilch. In der Kosmetik dient sie zur Pflege der empfindlichen Haut; bei allergisch reagierenden Kindern bietet sie einen Milchersatz. Diese »Pflanzenmilch« enthält sehr viele pflanzliche Eiweißstoffe – ein Vorzug gegenüber dem tierischen Eiweiß in der Milch und in Milchprodukten. Sie führt zu weniger Fäulnisvorgängen im Darm; zudem gibt es kaum eine Sensibilisierung gegen die pflanzlichen Eiweißstoffe.

Mandeln sind aber auch ganz grundsätzlich zu empfehlen. Da sie relativ wenig Zucker enthalten, eignen sie sich auch als Nahrungsergänzung für Diabetiker.

Mandelmilch

Zutaten
ca. 250 g süße
Mandeln
1/2 l kochendes Wasser
4 EL kaltes Wasser
1 l abgekochtes und erkaltetes Wasser

Zubereitung: Die süßen Mandeln mit kochendem Wasser überbrühen und die braune Haut abziehen. Dann die weißen Kerne in einem Mixer zerkleinern, mit dem kalten Wasser vermengen und nochmals durchmixen. Geben Sie die Masse in eine Schüssel und stellen Sie sie etwa 2 Stunden kalt. Seihen Sie die Flüssigkeit danach durch ein Sieb und anschließend durch ein feines Tuch ab, um alle festen Stoffe zu entfernen. Im Kühlschrank hält sich die Mandelmilch ca. 24 Stunden frisch.

Exkurs: So entstand unser heutiges Marzipan

Als im frühen Mittelalter die spanische Stadt Toledo über längere Zeit belagert wurde, die Getreidevorräte zur Neige gingen und eine Hungersnot drohte, in den Vorratsräumen indes die ertragreiche Mandelernte des letzten Jahres noch lagerte, kamen die Nonnen eines Klosters auf folgende Idee: Sie verarbeiteten die gemahlenen Mandeln zu einem Teig und backten ihn im Ofen. Dieses Gebäck nannten sie Mazapan, was so viel heißt wie »Brot aus Mandeln«. So überstanden die Eingeschlossenen unbeschadet die Belagerung. Aus Mazapán – dem Mandelbrot – ist später unser Marzipan entstanden, dessen Hauptbestandteil gemahlene süße Mandeln sind. Durch die Hanse kam dieses Rezept nach Lübeck und trat von dort aus seinen Siegeszug um die Welt als »Echtes Lübecker Marzipan« an.

ATMUNGSORGANE

ASTHMA

SYMPTOME

- stoßartige Atemzüge
- **Enge** und **Druckgefühl** in der Brust
- krampfartiger **Husten**

LUNGENKRAUT

Das Lungenkraut ist eine anspruchslose Pflanze, deren Blätter schon unmittelbar nach der Schneeschmelze zum Vorschein kommen und die wegen ihrer hellen Flecken auf dem dunklen Grün sicher jedem schon einmal aufgefallen sind. Lungenkraut wird 10 bis 30 Zentimeter hoch, liebt den Halbschatten und die Feuchtigkeit und gedeiht deshalb besonders gut unter Büschen und im Schatten von Bäumen. Das Lungenkraut ist eine mehrjährige Pflanze, die im April und Mai blüht. Die Blüten mit Stängel sammelt man in diesem Zeitraum, das Kraut etwas später.

In der Volksmedizin ist das Lungenkraut erst durch Paracelsus bekannt geworden. Er empfahl es in seiner Signaturenlehre u.a. gegen Erkrankungen im Hals-Lungen-Bereich. Besonders effektiv eingesetzt werden kann Lungenkraut zu dem folgenden Wein weiterverarbeitet werden:

Lungenkrautwein

Zutaten
40-50 g kleingeschnittenes Lungenkraut
(frisch oder getrocknet)
ca. 1 l reiner Wein

Zubereitung: Lungenkraut im Wein kalt ansetzen, zum Kochen bringen und weitere 3-5 Minuten nachköcheln lassen. Statt der angegebenen Menge Frischkraut können Sie auch etwa 30g getrocknetes Kraut nehmen. Nach dem Erkalten abseihen und in saubere Flaschen abfüllen.

Lungenkraut selbst anpflanzen

Bei asthmatischen Beschwerden trinken Sie über einen längeren Zeitraum mehrmals täglich ein Gläschen (20 Milliliter) Lungenkrautwein vor dem Essen. Vergessen Sie dabei nicht, den Wein im Mund auf Körpertemperatur zu erwärmen!

Sofern Sie die Möglichkeit haben, können Sie auch versuchen, das Kraut für Ihren Eigenbedarf irgendwo unter Schatten spendenden Büschen oder Bäumen selbst anzupflanzen. Verwendet werden die Blätter und die Blüten; Erntezeit ist von März/April bis August. Zum Trocknen sollten Sie die Pflanzen abschneiden und im Schatten am Stiel aufhängen.

Sie können das Lungenkraut jedoch auch über den Fachhandel oder Apotheken beziehen.

HIRSCHZUNGE

Die Hirschzunge gehört zur Familie der Farngewächse. Sie wächst im Schatten steiniger und feuchter Wälder auf kalkhaltigem Boden. Im gesamten Mittelmeerraum, im südlichen Deutschland und besonders in Irland ist sie verbreitet. Die langen, schmalen, glatten und lederartigen Blätter werden bis 60 Zentimeter lang, ihre Form hat der Pflanze ihren deutschen Namen gegeben: Hirschzunge. Die Hirschzunge enthält neben Polysacchariden und Bioflavonoiden auch Schleim- und Gerbstoffe, die harntreibend und auswurflösend wirken.

Dementsprechend wird die Pflanze auch in der Volksheilkunde eingesetzt: Tee als Aufguss bei Bronchialkatarrh, um den Husten zu lösen und den Harnstoffwechsel anzutreiben.

HILDEGARD ÜBER DIE HIRSCHZUNGE:

»Und dörre sachte wiederum Hirschzunge in der heißen Sonne oder auf einem warmen Ziegelstein, pulverisiere sie und lecke dieses Pulver nüchtern und nach dem Essen aus deiner Hand, und es nimmt den Schmerz im Kopf und in der Brust.«

In der Hildegard-Heilkunde wird jedoch nicht nur das Hirschzungenpulver gegen Erkrankungen der Leber und im Lungenbereich wie gegen Asthma eingesetzt, sondern auch das bekannte Hirschzungenelixier. Es ist eines der am erfolgreichsten eingesetzten Heilmittel Hildegards. Sie können es selbst herstellen (Seite 74f.), aber auch im Fachhandel kaufen. Bei regelmäßiger Einnahme über einen längeren Zeitraum hinweg lindert es asthmatische Beschwerden. Beachten Sie jedoch, dass die Hirschzunge zu den gefährdeten Pflanzen gehört und streng naturgeschützt ist. Für das Hirschzungenelixier werden die Pflanzen in eigens von den Behörden genehmigten Anbaugebieten gezogen.

Die Hirschzunge wirkt:

- harntreibend
- auswurflösend
- entzündungshemmend

Folgende Hirschzungenprodukte gibt es im Fachhandel:

- Hirschzungenelixier
- Hirschzungengewürz
- Hirschzungenpulver

ATEMBESCHWERDEN

SYMPTOME

- Starker Zwang, tief durchatmen zu müssen
- Engegefühl in der Brust
- Schwindel, Herzklopfen
- Nervosität, Konzentrationsschwierigkeiten

Bei Atembeschwerden dieser Art kommt in der Regel das Ausatmen zu kurz, der Kohlensäuregehalt im Blut sinkt, und durch einen Reflex wird weniger Blut ins Gehirn geleitet. Die Ursachen sind meist psychischer Natur.

VEILCHEN

Gegen diese Beschwerden wird in der Hildegard-Heilkunde das Veilchen eingesetzt, das in Gegenden mit geeigneten Standortbedingungen fast wie Unkraut wächst. Sammeln sollten Sie das nur maximal zehn Zentimeter hohe Veilchen bzw. speziell seine Blüten im Frühjahr bei zunehmendem Mond, wenn die heilenden Säfte besonders stark enthalten sind.

Im späten Frühjahr wird das kleine Veilchen mit dem im Boden verankerten, kriechenden Wurzelstock häufig von den üppigeren Pflanzen überdeckt.

HILDEGARD ÜBER DAS VEILCHEN:

»Wenn jemand durch Melancholie und Verdruss im Sinn beschwert wird und so die Lunge schädigt (also unwillentlich in die typische Pressatmung des psychisch Belasteten verfällt, die Atembeschwerden hervorrufen kann)*, der koche Veilchen in reinem Wein, seihe es durch ein Tuch und gebe diesem Wein Galgant und Süßholz bei, so viel er will, und mache einen Klartrank und trinke ihn, und es unterdrückt die Melancholie und macht ihn froh, und seine Lunge heilt es.«*

Veilchenwein bei Atembeschwerden

Zutaten
40–50 g frische Veilchen
1 l naturreiner Wein
geschnittene Galgantwurzeln
geschnittene Süßholzwurzeln

Zubereitung: Veilchen in Wein kalt ansetzen, zum Kochen bringen, noch ca. 3 Minuten leicht köcheln lassen und abseihen. Galgant- und Süßholzwurzeln je nach Geschmack dazugeben. Veilchenwein nochmals einige Minuten köcheln lassen, damit die Inhaltsstoffe vom Wein aufgesogen werden.

Mit den Wurzeln (Galgant und Süßholz) je nach Geschmack nachwürzen (und immer nachköcheln!), bis Ihnen der Geschmack zusagt. Durch ein Tuch abseihen – also einen Klartrank machen und noch warm in die Flasche abfüllen. In der Naturheilkunde wird das Veilchen als Tee eingesetzt, besonders gegen rheumatische Schmerzen, Asthma, Husten, Bronchialerkrankungen und Hautunreinheiten. In der Hildegard-Heilkunde sind die Indikationen ähnlich, aber noch etwas gezielter. Obiger Veilchenwein wird speziell gegen Atembeschwerden verwendet.

Frühjahrskur zur Vorbeugung

Sie neigen dazu, sich schnell aufzuregen und alles immer etwas dramatischer zu sehen, als es letztendlich ist? Lassen Sie sich nicht unnötig unter Stress setzen! Grundsätzlich sollten Sie sich im Frühjahr unterstützend den beschriebenen Veilchenwein kochen und täglich mehrmals ein Gläschen in Zimmertemperatur trinken.

ZIMT

HILDEGARD ÜBER DEN ZIMT:

Wessen Kopf schwer ist, dass er den Atem schwer durch die Nase ausstößt und einzieht (Atemstörung), der esse Zimtpulver oft mit einem Bissen Brot, oder er lecke es aus seiner Hand, und es löst die schädlichen Säfte, durch die sein Kopf stumpf ist, auf.«

Bei Hildegard gehört der Zimt zu den bedeutenden Heilmitteln – allein oder in Verbindung mit anderen Ingredienzen.

Bei allen Atembeschwerden, die mit einem schweren, dumpfen Gefühl im Kopf einhergehen – wahrscheinlich wegen Sauerstoffmangels –, sollten Sie laut Hildegard etwas Zimt mit Brot essen. Das Lecken aus der Hand muss im Körper einen besonderen Reiz auslösen. Patienten mit einschlägiger Erfahrung erklären, dass dies viel schneller und besser wirkt, als wenn man Zimt einfach mit einem Bissen Brot einnimmt.

Welche Zimtsorte?

Zimt oder Zimtöl wird aus der Rinde des Zimtbaumes gewonnen, von dem es mehrere Sorten gibt. Welche davon Hildegard in ihren Rezepten empfiehlt, lässt sich heute nicht mehr genau nachweisen. Für Heilzwecke wird bevorzugt der echte Zimt verwendet, von einem hauptsächlich auf Ceylon (heute Sri Lanka) wild wachsenden Zimtbaum. Eine zweite Zimtsorte ist der Chinazimt aus der Rinde des Kassiabaumes. Er erreicht jedoch nicht die Qualität des Ceylonzimts und hat einen deutlich herberen Geschmack.

HUSTEN

SYMPTOME

- Tief sitzender Husten mit Schleimauswurf zeigt eine ernsthafte Erkrankung der oberen Atemwege an.

- Kratzender und krampfartiger Husten kann bei asthmatischen Erkrankungen und Keuchhusten auftreten.
- Reizhusten löst ein Kribbeln im Hals aus und ist typisch für Empfindlichkeit gegenüber Kaltluft; er kündigt oft eine nahende Erkältung an.
- Hüsteln oder Räuspern ist in der Regel psychosomatisch bedingt.

ALOE

Auch gegen Husten wird in der Hildegard-Medizin die Aloe eingesetzt – hierzu allerdings die Körner, während die Blätter – z. B. getrocknet und mit anderen Pflanzen zusammen – in Abführ- und Blutreinigungstees Verwendung finden. Zudem ist die Aloe Bestandteil vieler Fertigarzneien, häufig als Mischung mit Fenchel und Kamille.

Beachten Sie, dass alle Aloearten sehr stark abführende Anthraglykoside enthalten! Nehmen Sie die Aloe deshalb innerlich nur über einen kurzen Zeitraum hinweg ein!

HILDEGARD ÜBER DIE ALOE:

»Wer Husten hat, der lege ein so mit Aloe bereitetes Hanftuch auf seine Brust, dass er auch diesen Geruch mit der Nase einzieht, und der Husten wird weichen.«

Brustwickel

Lösen Sie die Aloekörner im Wasser auf und tränken Sie damit ein reines Leinentuch. Legen Sie das Tuch so auf die

Brust, dass Sie gleichzeitig den Geruch der Aloe inhalieren können – je länger Sie dies tun, desto besser.

ANDORN

HILDEGARD ÜBER DEN ANDORN:

»Wer Husten hat, nehme Fenchel und Dill in gleichem Gewicht, füge ein Drittel Andorn bei, koche das mit Wein, seihe es durch ein Tuch und trinke es, und der Husten wird weichen."

Der Andorn, ein filziges, weißlich grünes Kraut, wird bis zu 50 Zentimeter hoch. Beim flüchtigen Hinsehen kann man es durchaus mit einer Brennnessel verwechseln.

Der Andorn ist ein uraltes Heilkraut und enthält ätherische Öle, Kalium, Eisen und Gerbstoffe. Diese Stoffe wirken schleimlösend und entkrampfend auf Lunge und Bronchien. Hierfür wird der Andorn meist als Tee eingesetzt, wobei darauf zu achten ist, dass man das geschnittene Kraut mit dem Wasser erst einmal kurz aufkochen sollte, bevor man es noch einige Minuten ziehen lässt. Äußerlich wird Andorn in der Volksheilkunde manchmal auch als Wundmittel eingesetzt. Nebenwirkungen sind bisher nicht bekannt.

Andornwein bei Husten

Hildegards Hustenwein lindert nicht nur Husten wirksam, sondern bekämpft auch dessen Ursache, z. B. eine starke Erkältung oder Grippe, und trägt somit zum Heilungsprozess bei.

Andornwein

Zutaten
10 g Andornkraut
30 g Fenchelkraut
30 g Dillkraut
1 l guter Wein

Zubereitung: Obenstehende Kräuter mischen und im Wein 3–4 Minuten abkochen; danach noch etwas ziehen lassen und abseihen.

Trinken Sie mehrmals am Tag ein kleines Gläschen davon (warm), bis der Husten abgeklungen ist. Zum Warmhalten empfiehlt sich eine Thermoskanne.

WERMUT

Die Wermutpflanze, die 60 bis 100 Zentimeter hoch wird und kleine Büsche bildet, ist auf der ganzen nördlichen Halbkugel in den warmen und gemäßigt warmen Gegenden zu Hause und sollte eigentlich in jedem Garten einen festen Platz haben. Sie findet als Tee, Saft und äußerlich als Salbe gegen unterschiedliche Beschwerden Anwendung. Gegen Husten wirkt der Saft mit Öl vermischt. Sie können die verschiedenen Wermutprodukte zum Teil selbst herstellen oder über die Hildegard-Vertriebe bzw. die Apotheke kaufen.

HILDEGARD ÜBER WERMUT BEI HUSTEN:

»Gieße Wermutsaft in Olivenöl, wärme es in einem gläser-

nen Gefäß an der Sonne und bewahre es so ein Jahr lang auf. Und wenn jemand in oder um die Brust Schmerzen hat, dass er hustet, salbe ihn auf der Brust damit.«

Hustenöl zum Einreiben

Zutaten
70 ml Wermutsaft
200 ml Olivenöl

Zubereitung: Das Wermuthustenöl wird aus dem frisch gepressten Wermutsaft und dem reinen Olivenöl zusammengemischt. Diese Mischung sollten Sie in einer hellen Flasche einige Wochen dem Sonnenlicht aussetzen und immer wieder einmal durchschütteln. Gut lagern, denn das Wermutöl ist erst nach einem Jahr gebrauchsfähig.

Durch die lange Lagerung und die intensive Sonnenbestrahlung wird das Öl leicht ranzig und riecht etwas unangenehm, kann aber trotzdem vorbehaltlos verwendet werden. Wermuthustenöl ist natürlich auch im Fachhandel erhältlich.

Wirkung im gesamten Brustbereich

Das Wermutöl bekämpft Husten und Schmerzen im gesamten Brustbereich, Rippenfell- und Brustfellentzündungen. An den Einreibestellen können leichte Hautreizungen mit

Rötungen und kleinen Knötchen entstehen, die unangenehm jucken. Deshalb sollten Sie im Schmerzbereich immer nur zwei bis drei Tropfen an einer bestimmten Stelle einreiben und die Einreibestellen wechseln. Sollte trotzdem Juckreiz auftreten, setzt man die Behandlung einfach einige Tage ab und nimmt dann die Einreibung an einer anderen Stelle vor.

Wermut ernten nach den Mondphasen

Wollen Sie den Wermut selbst verarbeiten, sollten Sie darauf achten, dass Sie ihn möglichst nur im April und Mai ernten, da er dann die größte Kraft in sich trägt. Für den Saft – den Sie ja für das Hustenöl benötigen – sammeln Sie die frischen Triebe des Wermuts in der Phase des zunehmenden Mondes kurz vor Vollmond am frühen Morgen: In dieser Zeit steigen die Säfte in der Pflanze stärker nach oben.

Tipp: Geben Sie am besten in Ihre Hustenölflasche einige Tropfen Rosenöl. Es überdeckt den unangenehmen Geruch des alternden Öls und verstärkt die Wirkung des Wermuthustenöls.

Achtung!

Wermut im Übermaß kann zu Vergiftungen führen, die mit anfallsweisem Schwindel, Kopfschmerzen, Zittern und Muskelkrämpfen einhergehen. Auch Schwangere sollten in den ersten Monaten mit Wermut vorsichtig umgehen, da er den

Brechreiz verstärken kann. Bei den Mengenangaben, die uns die heilige Hildegard empfiehlt, sind die beschriebenen negativen Wirkungen aber auf keinen Fall zu erwarten.

LUNGENSCHMERZEN

SYMPTOME

- Trockener **Husten**; bisweilen wird etwas Schleim abgegeben.
- **Atemnot** bei Anstrengungen, treten vor allem auf bei **Rauchern** und Personen, die lange **Schadstoffen ausgesetzt** sind.

ALANT

HILDEGARD ÜBER DEN ALANT:

»Wer Lungenschmerzen hat, der trinke ihn täglich mäßig vor dem Essen, und er nimmt den Eiter aus seiner Lunge weg, unterdrückt die Migräne und reinigt die Augen. Aber wenn jemand ihn zu häufig so trinken würde, den würde er wegen seiner Stärke schädigen.«

Alant, auch echter Alant genannt, ist ein sehr ausdauerndes Kraut, das aus dem Orient nach Europa kam und heute bei uns wild als Unkraut an feuchten Wegen, Ufern und Gebüschen wächst. Für Heilzwecke wird es in Kulturen angebaut.

Die Wurzeln enthalten vor allem Inulin, ätherische Öle, Alantolakton und leichte Bitterstoffe. Kandiert waren sie im Mittelalter eine beliebte Süßigkeit. Damals wie heute setzt man Alant bei allen Bronchialerkrankungen bis hin zum Keuchhusten ein, meist als Tee. Alant wirkt hustenlösend, harn- und schweißtreibend und beseitigt Unregelmäßigkeiten bei der Menstruation.

Im Alant befinden sich relativ hohe Mengen Inulin, das in Fruchtzucker gespalten besonders für Diabetiker geeignet ist. Es wird manchmal auch bei Diabetikerbrot verwendet.

Bei Lungenschmerzen

Hildegard empfiehlt Alantwein bei allen schmerzhaften Lungenerkrankungen, bei denen der ausgehustete Schleim gelblich ist, also Eiter enthält. Im Fall einer Lungen-Tbc kann der Alantwein natürlich nur als unterstützende Maßnahme dienen. Seine Verwendung sollte dann auch unbedingt mit dem behandelnden Arzt abgesprochen werden. Beachten Sie bitte, dass Sie Alant wirklich nur dann verwenden, wenn die Indikation genau zutrifft, wenn also Schmerzen in der Lunge auftreten – sonst nicht!

In der »normalen« Naturheilkunde wird Alant meist als Tee verwendet, bei Hildegard aber nur als Kaltauszug in Wein oder in Honigwürze.

Alantwein

Zutaten
40–50 g Alantkraut
oder 20–30 g geschnittene Wurzeln
1 l Wein bzw. reines Quellwasser
Honig für die Würze

Zubereitung: Alant – grün oder getrocknet, die Pflanze oder die Wurzelstücke – in reinen Wein einlegen, bis er ausgezehrt ist und zusammengeschrumpft aussieht. Meist reicht es, wenn man ihn über Nacht einlegt; der Wein hat dann den leicht bitteren Geschmack der Pflanze angenommen. Für die alternative Honigwürze lösen Sie im Wasser so viel Honig auf, wie es annimmt.

Alantwein lässt sich nicht lagern

Sehr wichtig ist, dass Sie sich den Kaltauszug immer nur bei Bedarf zubereiten. Er sollte sofort verwendet werden. Sie können ihn also nicht auf Vorrat herstellen. Dennoch sollten Sie die getrockneten Pflanzen bzw. Wurzeln immer zur Hand haben. Trinken Sie bei Lungenschmerzen vor jedem Essen ein Gläschen Alantwein, möglichst etwas angewärmt; oder Sie behalten ihn so lange im Mund, bis der Wein Körpertemperatur angenommen hat.

Alant mit Feige und Galgant bei chronischen Lungenerkrankungen

Zutaten
1–2 Feigen
ca. 80 g Alantkraut oder ca. 50 g geschnittene Wurzeln
Galgantwurzeln
1 l Wein

Zubereitung: Die Feigen in Stücke zerschneiden, frischen Alant hinzufügen und das Ganze unter Beigabe von einigen Wurzelstückchen Galgant im Wein 4-5 Minuten kochen. Danach noch etwas stehen lassen und dann durch ein Tuch abseihen, damit man einen Klartrank erhält. Wer keinen Wein mag oder keinen trinken darf/soll, kann ersatzweise Wasser verwenden. Dies ergibt dann eine Art Tee.

Als Begleitmaßnahme:
Bei chronischen Lungenerkrankungen sollten Sie davon öfters ein kleines Gläschen möglichst warm trinken, solange die Schmerzen anhalten. Zu häufiger Gebrauch des Alantweins ruft Nebenwirkungen hervor und macht Krankheitserreger resistent. Wenn Sie das Medikament dann nämlich wirklich einmal dringend benötigen, zeigt es wegen des Gewöhnungseffekts nicht mehr die erhoffte Wirkung. Man sollte diesen Wein also nur dann trinken, wenn es notwendig ist, und nicht routinemäßig zur Vorbeugung, wie es lei-

der viele Menschen heute auch mit starken Medikamenten machen.

HIRSCHZUNGE

Die Hirschzunge ist eine der erfolgreichsten Heilpflanzen in der Hildegard-Heilkunde. Sie wächst in ganz Europa und Asien und wurde schon in alten Zeiten gegen die verschiedensten inneren Erkrankungen eingesetzt. Aufgrund ihrer harntreibenden und auswurffördernden Eigenschaft wird sie auch gegen Lungen- und Leberschmerzen eingesetzt – bevorzugt als Hirschzungenelixier!

Hirschzungenelixier

Zutaten
20–30 g getrocknete Hirschzungenblätter
1½–2 l Wein
100–200 g Honig
20–30 g Zimtstange
10–15 g langer Pfeffer

Zubereitung: Getrocknete Hirschzungenblätter ca. 5 Minuten kräftig im Wein abkochen, nach Geschmack den Honig dazugeben (Diabetiker natürlich weniger), das Ganze nochmals kurz aufkochen lassen und die Zimtstange (Diabetiker hier eher etwas mehr) und den Pfeffer hinzufügen.

Dieses Gemisch ein letztes Mal aufkochen, einige Minuten ziehen lassen und dann durch ein Tuch abseihen, da es einen Klartrank ergeben soll, wie Hildegard vorschreibt.

Regelmäßige Anwendung

Füllen Sie das Hirschzungenelixier noch warm in gut gereinigte Flaschen ab. Vor und nach jedem Essen trinken Sie ein Gläschen (20 Milliliter) davon – natürlich mindestens körperwarm, also das Elixier immer etwas im Mund erwärmen oder vor dem Trinken in einem kleinen Töpfchen heiß machen. Bei schwereren Erkrankungen sollten Sie sich langsam an das Hirschzungenelixier gewöhnen. Trinken Sie zunächst zwei Wochen lang nach jedem Essen und erst ab der dritten Woche vor und nach jedem Essen ein Gläschen Hirschzungenelixier. Erfahrungsgemäß steigert dies die Heilwirkung bei Lungenschmerzen.

Zweifellos ist das Hirschzungenelixier, das Sie auch im Fachhandel finden, eines der am erfolgreichsten eingesetzten Hildegard-Mittel. Bei regelmäßiger Anwendung über einen längeren Zeitraum hinweg lindert es Beschwerden im Darm-, Leber- und Lungenbereich sowie Asthma.

Zusammenhang zwischen Leber und Lunge

Bei Hildegard gehören die Leber und die Lunge – ähnlich wie in der chinesischen Medizin – energetisch eng zusammen; sie beeinflussen sich gegenseitig, sowohl positiv als auch negativ. Deshalb sollte man bei der Erkrankung des einen Organs auch das andere immer gleich mitbehandeln. Hildegard leistet mit ihrem Hirschzungenelixier einen wertvollen Beitrag dazu.

AUGENBESCHWERDEN

AUGENERMÜDUNG

SYMPTOME

- Verschwommene, unscharfe Bilder
- Brennende Augen
- Oft auch Kopfschmerzen

VEILCHEN

Das Veilchen ist eine sehr vielseitig einsetzbare Blume. In der Hildegard-Heilkunde wird das Veilchen – neben Atembeschwerden – auch gegen Augenermüdung mit nachlassender Sehkraft eingesetzt, was Hildegard mit *»Verdunkelung der Augen«* bezeichnet.

HILDEGARD ÜBER DIE „VERDUNKLUNG DER AUGEN“:

»Das Veilchen ist gut gegen Verdunkelung der Augen. Nimm gutes Öl und bring es an der Sonne oder am Feuer in einem sauberen Topf zum Sieden, wirf dann so viel hinein, damit es davon dick wird, und fülle es in ein Glas zum Aufbewahren ... Abends salbe mit diesem Öl um die Augenlider und Augen

herum ein, ohne dass es die Augen berührt, und es wird die Verdunkelung der Augen vertreiben.«

Das Veilchenöl gegen Augenermüdung können Sie im Fachhandel kaufen, aber auch problemlos selbst zubereiten. Wichtig ist allerdings, dass das Öl rein und kalt gepresst ist. Für äußerliche Anwendungen wird in der Hildegard-Heilkunde Olivenöl bevorzugt, das Hildegard als *»Baumöl«* bezeichnet.

Veilchenöl

Zutaten
30 g zerkleinerte Veilchen
½ l kaltgepresstes Öl
etwas Rosenöl (Rosenöl steigert die Haltbarkeit und verstärkt die Wirkung des Veilchenöls)

Zubereitung: Hier gibt es zwei Möglichkeiten.

1. Füllen Sie eine helle Glasflasche mit den zerkleinerten Veilchen und dem kaltgepressten Öl, und stellen Sie die Mischung einige Wochen in die Sonne. Der leicht ranzige Geruch des Öls danach wird durch den angenehmen Duft der Veilchenblüten überdeckt. Zu diesem Zweck können Sie auch wahlweise einige Tropfen reines Rosenöl dazugeben.

2. Bringen Sie das kaltgepresste Öl in einem Topf zum Sieden, fügen Sie die zerkleinerten Veilchen hinzu, und lassen Sie das Ganze köcheln, bis es etwas eingedickt ist. Dies ist die schnellere Variante, wenn Sie das Mittel sofort brauchen. Auch hier können Sie zur längeren Verwendbarkeit einige Tropfen Rosenöl dazugeben. „Zum inneren Gebrauch kein Olivenöl verwenden!"

BINDEHAUTENTZÜNDUNG

SYMPTOME

- **Rötung, Jucken, Brennen** und **Tränen** der Augen
- Bei infektiösen Bindehautentzündungen: **Eiterausfluss**
- Bei Entzündungen aufgrund einer Allergie: zusätzliche **Beschwerden** im **Nasen-Rachen-Raum**
- **Gefühl, dass Sandkörner** bei jeder Augenbewegung **schmerzhaft reiben**

Auch gegen die Bindehautentzündung wird in der Hildegard-Heilkunde das Veilchen angewendet – bei diesen Beschwerden jedoch nicht als Öl (»Augenermüdung«, Seite 77), sondern als Saft.

Hildegard bezeichnet die Bindehautentzündung als *»feurige Augen«*. Hier hilft die folgende Mischung, die der Apotheker auf Wunsch zusammenstellt. Mit den entsprechenden Zutaten können Sie sie auch selber herstellen.

Veilchensaft

Zutaten
1 TL Veilchensaft
2 TL Rosensaft
1 schwacher TL Fenchelsaft
3 l Weißwein

Zubereitung: Veilchen-, Rosen- und Fenchelsaft mit Wein mischen.

HILDEGARD ÜBER DEN GEBRAUCH:
»Ein Mensch mit feurigen Augen ... streiche beim Schlafengehen das Augenwasser (Veilchensaft) *um seine Augen. Doch ist zu vermeiden, dass es die Augen innen berührt.«*

BEWEGUNGSAPPARAT

RHEUMA

SYMPTOME

- **Schmerzen** in den **Muskeln** und in den **Gelenken, Steifigkeitsgefühl** am Morgen
- **Wandernde Schmerzen**, d. h., die Schmerzen wandern durch die Körperdecke, ein Phänomen, das dieser Krankheit den Namen gegeben hat

- Im Spätstadium: **Zerstörung von Gelenkknorpeln** und **Knochen, Gelenkversteifung** und **Gelenkdeformierung**

GOLD

HILDEGARD ÜBER DIE GOLDKUR BEI RHEUMA:

»Ein Mensch, der unter Gicht leidet (damit ist alles gemeint, was wir heute als rheumatischen Formenkreis bezeichnen), *nehme Gold und koche es so, dass nichts Schmutziges in ihm ist, und pulverisiere es. Dann nehme er etwas Semmelmehl, knete es mit Wasser, und diesem Teig gebe er etwas Goldpulver bei im Gewicht einer kleinsten Münze und esse das nüchtern frühmorgens. Am zweiten Tag mache er mit dem Mehl und dem Gold ein Törtchen und esse es nüchtern. Und das vertreibt die Gicht für ein Jahr von ihm.«*

Hier gibt Hildegard genaue Anweisungen für eine Goldkur, die einmal im Jahr durchzuführen ist und beim gesamten rheumatischen Formenkreis wirkt, also bei Rheuma, Arthritis, Arthrosen und Gicht.

Auch in der Schulmedizin werden beim rheumatischen Formenkreis häufig Goldsalz-Injektionen eingesetzt. Bei einigen Patienten lindert dies die Beschwerden vorübergehend, anderen helfen sie gar nicht. Einen schwerwiegenden Nachteil haben sie allerdings immer: Nach Goldsalzinjektionen kommt es oft zu einer massiven Blockade gegen fast alle danach verabreichten Medikamente.

Die Goldkur, die Hildegard in ihren Schriften beschreibt,

bedient sich einer anderen Methode und wirkt viel besser und nachhaltiger, ohne dass man die unliebsamen Nebenwirkungen befürchten müsste, die bei den Injektionen auftreten.

Gesundheitsstabilisierung

Sie können die Goldkur nach Hildegard auch zur allgemeinen Stabilisierung der Gesundheit und zur Vorbeugung gegen rheumatische Erkrankungen einsetzen. Sie nimmt nur zwei aufeinanderfolgende Tage in Anspruch, an denen man morgens nüchtern die vorgeschriebene Menge Gold zu sich nehmen muss. Das notwendige Rohmaterial, vor allem das pulverisierte Feingold, erhalten Sie bei einem Goldschmied oder im Hildegard-Fachhandel. Natürlich können Sie Goldpulver aber auch in jeder Apotheke bestellen. Wichtig dabei ist, dass es sich um reines Gold handelt. In der Hildegard-Heilkunde wird reines Nuggetgold verwendet, das die Natur schon »ausgeglüht« hat. Alternativ kann auch vom Goldschmied durch Ausglühen nochmals zusätzlich gereinigtes reines Gold verwendet werden.

2-Tage-Goldkur

Zutaten

zweimal 0,6 g reines Goldpulver
4 EL Dinkelfeinmehl

Ablauf: Am ersten Kurtag nehmen Sie ein Päckchen dieses Goldpulvers, kneten es mit 2 EL Dinkelfeinmehl (Hildegard bezeichnet es als »Semmelmehl«) und Wasser zu einem Teig und essen diesen Teig morgens roh auf nüchternen Magen.

Am zweiten Tag der Kur bereiten Sie aus denselben Zutaten wieder einen Teig, formen ein Plätzchen daraus und backen es bei ca. 180° C im Backofen etwa 10 Minuten.

Das frischgebackene Plätzchen wird ebenfalls morgens nüchtern verzehrt, ungefähr eine halbe Stunde vor dem Frühstück. (Sie können natürlich das Goldplätzchen schon am Tag vorher zubereiten.)

Achten Sie auf Ihre Ernährung

Eine Wiederholung dieser Kur, immer an zwei aufeinanderfolgenden Tagen, empfiehlt sich bei langsam wieder einsetzenden Beschwerden nach einem Jahr, im schweren und fortgeschrittenen Stadium des Rheumas nach ca. sechs Monaten.

Nach zwei bis drei Goldkuren haben viele Rheumapatienten nur noch einen Bruchteil ihrer vorherigen Beschwerden. Sie sollten allerdings auch die anderen Hinweise und Empfehlungen ernst nehmen, die bei rheumatischen Erkrankungen gegeben werden. In diesem Rahmen spielen z.B. eine biostoffreiche Ernährung und die Meidung von Küchengiften eine große Rolle. Dabei sollten Sie vor allem auf Heidelbeeren sowie auf Lauch – zusammen mit fettem Schweinefleisch – verzichten. Bei entsprechender Veranlagung können diese Nahrungsmittel Gicht- und Rheumaanfälle auslösen.

Goldwein bei schweren Erkrankungen

Als Ergänzung zur Goldkur sollten Sie bei schweren rheumatischen Erkrankungen, besonders wenn sie schon über Jahre anhalten, unbedingt den Goldwein einsetzen, da er gegen Rheuma und Fieber wirkt. Er kann die Schmerzen eines Rheumaschubs unmittelbar lindern; eine prophylaktische regelmäßige Einnahme fängt einen solchen Schub schon im Vorfeld ab oder mildert ihn zumindest sehr stark. Der Goldwein ist über den Hildegard-Vertrieb zu beziehen.

Sie können ihn sich aber auch mittels eines Eintassentauchsieders mit vergoldeter Heizspirale (macht der Goldschmied) selbst zubereiten.

Von diesem Goldwein sollten Sie zwei- bis dreimal täglich ca. 20 Milliliter, also ein Likörglas voll, warm trinken. Eine regelmäßige Einnahme erspart sowohl Rheumatikern als auch Allergikern die Einnahme vieler anderer Medikamente, die zum Teil starke Nebenwirkungen haben.

QUITTE

Die Quitte wächst auf Bäumen oder Sträuchern, die bis zu vier Meter hoch werden. Sie gehört zur Familie der Rosengewächse. Im Mai oder Juni können wir die großen weißlich roten, einzeln stehenden Blüten bewundern. Es gibt apfel- und birnenförmige Früchte, die sich für Heilzwecke gleich gut eignen und bei uns in milderen Gegenden bestens gedeihen.

Ein Muss für jeden Rheumatiker

Wie bei Hildegard zu lesen ist, ist die Quittenkur, die viele Hildegard-Freunde im Herbst durchführen, eigentlich ein absolutes Muss für jeden Rheumatiker. Sie lässt sich natürlich auch vorbeugend durchführen, denn es gibt kaum ein Heilmittel, das so köstlich schmeckt und gleichzeitig so gesund ist. Die Quitte entgiftet den ganzen Körper, weil sie im Darm wie ein Schwamm die Gifte aufnimmt, unschädlich macht und dann ausscheidet. Dadurch reguliert sie den Säftehaushalt.

Quittenkur im Herbst

Im Herbst, wenn in den Gärten die Quitten reif werden und man sie überall auf den Märkten kaufen kann, sollte man – besonders als Rheumatiker – so oft wie möglich Quitten in den Speiseplan mit aufnehmen. Für Abwechslung können Sie mit folgenden Gerichten sorgen: Quittengelee, -marmelade, -kompott, -kuchen oder – am einfachsten – die ganze Frucht!

Quittenkompott

Zutaten
1 kg Quitten
100 g Rohrzucker
oder Honig
1l Wasser
Galgant, Zimt
Nelken

Zubereitung: Zunächst überbrühen Sie die Quitten kurz mit kochendem Wasser, so dass sie sich leichter enthäuten lassen. Nach dem Entkernen lassen Sie die Frucht mit dem Wasser und den Gewürzen ca. 40–50 Minuten lang dünsten, vor dem Anrichten zuckern und würzen.

Quittenschnitten

Zutaten
1 kg Quitten
100 g Zucker
100 g gehackte Mandeln
30 g Galgantpulver
geriebene Mandeln
Öl zum Ausfetten

Zubereitung: Quitten wie zum Kompott (siehe oben) vorbereiten, in einem großen Topf ca. 1 Stunde gut durchkochen lassen, gelegentlich umrühren. Kurz vor Ende der Kochzeit gehackte Mandeln zufügen. Quittenmasse abkühlen lassen, Galgant dazugeben und dann auf dem gut eingefetteten Backblech 1 cm dick ausstreichen. Das Ganze in der leicht geöffneten Backröhre bei 50° C trocknen lassen und dann in beliebige Formen schneiden. Diese können Sie in geriebenen Mandeln oder in Zucker wälzen.

Das Quittenkompott passt beispielsweise auf einen Dinkel-Hefe-Kuchen, die Quittenschnitten sind sehr lange haltbar und daher der ideale Wintervorrat. Quittenmarmelade oder Quittengelee lässt sich auch als Geschmacksverbesserer für das Sellerie-Rheumapulver verwenden. Damit haben Sie gleich zwei Rheumamittel: die Quitte und das Rheumapulver. Sie sehen, mit Quitten können Sie sich das ganze Jahr über gesund essen!

WERMUT

HILDEGARD ÜBER DIE WERMUTSALBE BEI RHEUMA

»Zerstoße Wermut in einem Mörser zu Saft, füge Unschlitt (Rindertalg), Hirschtalg und Hirschmark bei und mache so eine Salbe. Wer von sehr starker Gicht geplagt wird, dass seine Glieder sogar zu zerbrechen drohen, den salbe damit nahe am Feuer, wo es schmerzt, und er wird geheilt werden.«

Wärme fördert den Heilungsprozess

Bei sehr starken Gelenkschmerzen empfiehlt Hildegard, diese Wermutsalbe (wegen der Zutaten ist sie fast nicht selbst herstellbar, aber über den Fachhandel zu beziehen), in der Nähe des offenen Feuers auf die schmerzenden Stellen aufzutragen. Die Wärme des Feuers soll auf das Gewebe einwirken und den Heilungsprozess fördern. An anderen Stellen gibt Hildegard sogar den Brennstoff an: Ulmenholz, dessen Wärmestrahlung besonders günstig auf das Gewebe wirken soll.

Als Alternative zum offenen Feuer empfiehlt sich eine Rotlichtlampe. Bestrahlen Sie damit die schmerzenden

Stellen wenige Minuten, und reiben Sie dann die Salbe bei anhaltender Bestrahlung ein. Anfangs sollten Sie sich täglich einreiben; bei Besserung reicht jeder zweite bis dritte Tag. Zu Beginn kommt es manchmal zu einer »biologischen Reaktion«, d. h., die Schmerzen verschlimmern sich. Wer diese kritische Phase übersteht, wird später mit einer wesentlichen Besserung seiner Gelenkschmerzen belohnt.

Zusätzlich zur Wermutsalbe sind auch ein Saunabad mit Edelkastanienaufguss sowie die Gewürznelkenkur zu empfehlen.

RÜCKENSCHMERZEN

SYMPTOME

- **Chronische** oder **akute Schmerzen** im **Rückenbereich**
- Die Schmerzen können in den **Nacken** und den **Kopf**, in die **Arme** und **Beine** ausstrahlen

GALGANT

Akute Rückenschmerzen können Sie mit Galgant lindern. Rückenschmerzen, die ganz oder teilweise durch Ausstrahlungen innerer Organe erzeugt werden – was häufiger vorkommt, als allgemein angenommen wird -, werden durch den warmen Galgantwein sehr positiv beeinflusst, ebenso Verkrampfungen der Muskulatur.

Galgantwein

Zutaten
1 TL Galgantwurzeln
1/4 l Wein

Zubereitung: Die geschnittenen Galgantwurzeln im Wein 1–3 Minuten kräftig kochen und dann abseihen.

Wann Sie zum Fachmann gehen sollten:
Trinken Sie davon täglich ein bis zwei Gläschen warm. Der Schmerz bessert sich mit jedem Schluck. Einzige Einschränkung: Rückenschmerzen, die ausschließlich durch eine Verkantung eines oder mehrerer Wirbelkörper verursacht werden oder sogar durch einen Vorfall der Bandscheibe, sprechen auf Galgant nur wenig an. Hier muss man sich durch den Orthopäden, einen Chiropraktiker oder sogar durch einen Chirurgen helfen lassen.

BLUT, STOFFWECHSEL, IMMUNSYSTEM

ABWEHRSCHWÄCHE

SYMPTOME

- **Wiederholtes Auftreten** von **Infektionskrankheiten** wie Erkältungen, Bronchitis, Akne u. a.

- Bereits bestehende Infektionskrankheiten werden relativ schlecht überwunden; sie brauchen eine **überdurchschnittlich lange Zeit**, um in den **Heilungsprozess überzugehen**.

DINKEL

Im Dinkel ist – wie bereits beschrieben – Thiozyanat in hohem Maß enthalten. Es regt das ganze Immunsystem an, speziell im wichtigen Darmbereich, wo es eine entgiftende Funktion hat. Dies ist besonders wichtig, denn durch unsere weit verbreitete einseitige, thiozyanatarme Ernährung mit Konservierungsstoffen kommt es zu Abwehrschwäche und großer Infektanfälligkeit. Mit Dinkel können Sie hingegen Gesundheit pur essen.

Dass Dinkelkost ganz und gar nicht langweilig und einseitig ist, werden Sie feststellen, wenn Sie die abwechslungsreichen Rezepte (siehe Seite 22ff.) in diesem Buch ausprobieren.

Essen Sie jeden Morgen ein Müsli aus gerösteten Dinkelkörnern – das verbessert Ihre Abwehrstärke enorm!

MANDELN – Allroundmittel für kernige Gesundheit

Die süßen Mandeln sollten eigentlich von jedem Ernährungsbewussten in die tägliche Nahrung mit aufgenommen werden. Zur Stabilisierung der Abwehrkräfte gegen Erkrankungen jeder Art leisten Mandeln einen unschätzbaren Beitrag. Gerade während einer Diät dürfen sie auf keinen Fall fehlen, sollten angesichts ihrer beträchtlichen Kalorienmenge aber natürlich maßvoll gegessen werden. Mit süßen Mandeln können Sie sich quasi gesund essen! Probieren Sie doch das folgende Backrezept mit Mandeln.

Mandelplätzchen

Zutaten
125 g Butter
125 g brauner Vollrohrzucker oder Honig
1 Prise Salz
1–2 Messerspitzen Vanillezucker
2–3 Eier
100 g fein gehackte Mandeln
250 g Dinkelweißmehl
etwas Backpulver

Zubereitung: Butter schaumig rühren, braunen Vollrohrzucker oder Honig, Vanillezucker, Salz, Eier je nach Größe (evt. etwas Backpulver), beigeben und vermischen. Fein gehackte Mandeln und Dinkelweißmehl hinzufügen und alle Zutaten zu einem Teig verrühren. Mit einem Löffel kleine Häufchen aus dem Teig heben und auf ein gefettetes, bemehltes Backblech geben. Im oberen Teil des Backofens bei ca. 180° C 15–20 Minuten backen.

Tipps für die Hildegard-Küche:
Auch in jedem Koch- und Backrezept ist die angegebene

Menge Nüsse sinnvollerweise durch süße Mandeln zu ersetzen. Verwendet man dann statt normalem Mehl Dinkelmehl, statt weißem Zucker braunen Rohrzucker oder Honig und bringt mit den Hildegard-Gewürzen noch eine etwas andere Geschmacksnote hinein, ist die Hildegard-Back- und -Kochstube perfekt.

Die bittere Mandel findet heute kaum noch Verwendung, es sei denn als Bittermandelaroma. Man sollte sie auch wegen ihres hohen Gehalts an Amygdalin, das aus der Blausäure entsteht, meiden.

EDELKASTANIE

Die Edelkastanie ist ein aus der Hildegard-Heilkunde nicht wegzudenkendes Lebensmittel und gehört ebenfalls zu den Universalmitteln. Auch gegen Milzschmerzen empfiehlt uns Hildegard Edelkastanien, und zwar die gerösteten Kerne. Nun ist die Milz ja das wichtigste Organ für die gesamte Abwehr des Körpers; auch die Entgiftung des Herzens gehört zu ihren Aufgaben. Die »normale« Naturheilkunde sieht in der Milz ebenfalls eines der Hauptabwehrorgane des lymphatischen Systems. Deshalb ist die Edelkastanie eines der besten Mittel zur Stärkung der Immunabwehr – und ein äußerst schmackhaftes noch dazu!

Greifen Sie also zu, wenn – besonders zur Winterzeit – an den Straßenecken oder auf Weihnachtsmärkten bei uns geröstete Maroni verkauft werden. In südlichen Ländern gehören sie zum normalen Alltagsbild.

HILDEGARD ÜBER DIE EDELKASTANIE BEI MILZSCHMERZEN:
»Wer Schmerzen an der Milz hat, brate die Kerne am Feuer und esse sie oft und warm, und die Milz wird warm und strebt nach völliger Gesundheit.«

Und so bereiten Sie die Maroni selbst zu:
Ritzen Sie die Edelkastanien ein, legen Sie sie dann auf ein mit etwas Wasser befeuchtetes Blech, und backen Sie sie schließlich bei ca. 200 Grad 15 Minuten im Backofen. Vergessen Sie nicht, die Edelkastanien einzuritzen, bevor Sie sie in den Backofen schieben. Nicht eingeritzte Kastanien platzen und zerbersten in der Hitze! Lassen Sie die Maroni dann abkühlen, und essen Sie ca. zehn Stück täglich, noch handwarm.

GICHT

SYMPTOME

- Der zum rheumatischen Formenkreis gehörende **Gichtschmerz** kommt **in Schüben**, meist in der **Nacht**.
- Die **Haut** wird **rot** und **heiß**, das betroffene **Gelenk schwillt an**, und es kommt zu teilweise **extrem starken Schmerzen**.

EDELKASTANIE

HILDEGARD ÜBER DEN KASTANIENBAUM:

»Alles, was in ihm (Kastanienbaum) *ist, und auch seine Frucht sind nützlich gegen Schwäche, die im Menschen ist. Wer gichtkrank ist und daher jähzornig, weil die Gicht immer mit dem Zorn einhergeht, koche Blätter und Schalen der Frucht in Wasser und mache damit oft ein Dampfbad, und die Gicht in ihm wird weichen, und er wird einen milden Sinn haben.«*

Saunabad bei Gicht

Die Abkochung aus den Blättern und Fruchtschalen der Edelkastanie, wie sie Hildegard beschreibt, ist als Edelkastanienaufguss im Handel erhältlich. Sie können ihn jedoch auch selber herstellen. Dazu sollten Sie die Zeit der Edelkastanienreife (zwischen Juli und September) nutzen.

Entgiftend und entschlackend

Bei Gicht und auch bei Rheuma sollten Sie kurmäßig mindestens zehn Saunabäder nehmen – zwei pro Woche – und währenddessen mit dem Absud immer wieder einen Aufguss machen. Dies wirkt über die Haut entgiftend, und Stoffwechselschlacken, die sich im Unterhautgewebe abgesetzt haben, werden langsam, aber sicher ausgeschieden.

Edelkastanienaufguss

Zutaten
40–60 Edelkastanienblätter (je nach Größe)
20–30 stachelige Fruchthülsen
5–6 l kaltes Wasser

Zubereitung: Bringen Sie die Blätter zusammen mit den Fruchthülsen in einem großen Topf langsam zum Kochen, lassen Sie sie dann 15 Minuten lang leicht köchelnd ausziehen. Wichtig ist, dass Sie die Blätter und Fruchtschalen der Edelkastanie verwenden und nicht die der Rosskastanie. In ein Vollbad geben Sie ca. 1–1½ l dieses Absuds; für den Saunaaufguss wird der Absud unverdünnt verwendet.

Vollbad als Alternative

Wenn Ihnen ein Saunabad nicht zusagt oder Sie keine Möglichkeit dazu haben, sollten Sie stattdessen zweimal pro Woche mit diesem Aufguss ein Vollbad nehmen. Dies wirkt zwar nicht so gut wie ein Saunabad, es ist aber besser, als gar nichts zu tun. Patienten empfinden es als sehr wohltuend. Das Vollbad sollten Sie so heiß nehmen, dass Sie sich noch wohlfühlen; Sie dürfen dabei aber ruhig ins Schwitzen kommen.

Wichtig: Bleiben Sie nach dem Vollbad noch einige Zeit – mindestens eine halbe Stunde, noch besser eine Stunde – gut eingepackt liegen, und schwitzen Sie etwas nach.

Bei Herzangst oder Kreislaufstörungen sollten Sie nach dem Bad beim Ausruhen einen kalten Lappen auf die Herzgegend legen. Nehmen Sie sich ausreichend Zeit dafür, und versuchen Sie, sich völlig zu entspannen.

Gicht und Jähzorn

Menschen, die sehr jähzornig sind und unter rheumatischen Beschwerden leiden, ist ein solches Sauna- oder Vollbad sehr zu empfehlen, da *»die Gicht immer mit dem Zorn einhergeht«*, wie Hildegard uns wissen lässt. Der Edelkastanienaufguss kann eine emotional ausgleichende Wirkung haben und gleichzeitig die rheumatischen Beschwerden nach und nach verringern.

GEWÜRZNELKE

Gewürznelken sind die als Knospen geernteten und getrockneten Blüten des Gewürznelkenbaumes, der vor allem in Plantagen auf den Gewürzinseln, den Molukken, den Ost- und Westindischen Inseln, auf Sansibar und in Brasilien angebaut wird. Der zur Familie der Myrtengewächse gehörende fünf bis zehn Meter hohe Baum ist weit verzweigt und riecht sehr intensiv. Auch beim Zerreiben der ledrigen, glänzend grünen Blätter, die an der unteren Seite mit vielen Öldrüsen versehen sind, entsteht ein starker Duft.

HILDEGARD ÜBER DIE NELKE BEI GICHT:

»Wer die Fußgicht durch eine Überhitzung im Mark hat, esse

oft Nelken, und die Kraft der Nelken geht in das Mark des Menschen über und verhindert, dass die Fußgicht wächst und weiter in ihm vorrückt, wenn sie am Anfang ist.«

Bei einer Gicht im Anfangsstadium bewirkt die unten beschriebene Nelkenkur eine erstaunliche Verbesserung und Stabilisierung des Zustandes.

Auch bei allen Stauungen mit Wasseransammlungen hat sich diese Kur bisher bestens bewährt, ebenso bei Bluthochdruck, an dem meist auch die Nieren mitbeteiligt sind.

Gewürznelkenkur

Essen Sie einige Wochen lang täglich vier Gewürznelken. Um den intensiven Geschmack zu mildern, nehmen Sie entweder frühmorgens einen Teelöffel Gewürznelkenpulver mit Wasser oder setzen am Abend vorher fünf bis acht Gewürznelken – je nach Schwere der Krankheit – in kaltem Wasser an und trinken dann am nächsten Morgen das Nelkenwasser. Gegen Gicht ist weiterhin die Goldkur zu empfehlen (Seite 81ff.).

Die Gewürznelke wirkt:

- schmerzlindernd, betäubend, desinfizierend

Sowohl die ganzen Nelken als auch das Nelkenpulver können Sie im Hildegard-Fachhandel oder in der Apotheke kaufen.

FRAUEN- UND MÄNNERKRANKHEITEN

WECHSELJAHREBESCHWERDEN

SYMPTOME

- **Unregelmäßiger Periodenzyklus**
- **Hitzewallungen** mit **Schweißausbrüchen**
- Häufig **Stimmungsschwankungen** und **Ängste**
- **Kopfschmerzen**
- **Sexuelle Unlust**

WEINRAUTE

HILDEGARD ÜBER DIE RAUTE:

»Die Raute ist stark an Kräften und gut gegen die trockenen Bitterkeiten, die jenem Menschen wachsen, dem die richtigen Säfte fehlen. Sie ist besser und nützlicher roh als gepulvert zu essen. Gegessen unterdrückt sie die unrechte Hitze des Blutes im Menschen. Die Wärme der Raute vermindert die unrechte Wärme der Melancholie und mäßigt die unrechte Kälte der Melancholie. Und so wird es dem Menschen, der melancholisch ist, besser gehen, wenn er sie nach anderen Speisen isst.«

Hilfe bei Hormonstörungen

Die *»Bitterkeiten, die jenem Menschen wachsen«*, das sind die depressiven Phasen, wie sie vor allem Frauen in der Menopause öfters erleben. Die Raute *»unterdrückt die un-*

rechte Hitze«, die Hormonstörungen der Wechseljahre. Da durch die Bitterstoffe der Raute die Galle abfließt, verbessert sich der psychische Zustand merklich, da die Galle die »Kloake« der Leber ist, die dann eben die dort entgifteten Stoffe richtig ausscheiden kann. In der Leber zurückgestaut, beeinflussen aber diese Stoffe die Psyche sehr negativ.

Die Weinraute hilft bei:

- Hitzewallungen
- Depressionen
- rheumatischen Beschwerden
- Osteoporose
- Verdauungsstörungen

Rheumatische Beschwerden

Diese Beschwerden gehen meist mit rheumatischen Rückenschmerzen im Lendenwirbelbereich und mit Schmerzen und Verquellungen im Bereich des siebten Halswirbels einher – also typische Ausstrahlungsschmerzen in die dazugehörigen Reflexzonen. Frauen, die unter solchen Beschwerden leiden, sollten sich im Garten eine oder mehrere Weinrauten halten und nach jeder Mahlzeit ein bis zwei kleine frische Weinrautenblätter essen. Die Pflanzen vertragen aber nur relativ magere Böden und dürfen nicht gedüngt werden.

Man kann die Weinraute natürlich auch in der Küche als Gewürz vorsichtig mitverwenden; doch sollte sie hier nicht mitgekocht, sondern erst am Schluss an das Essen gegeben werden.

Beim Salat fügt man sie zusammen mit Weinessig, Öl und den anderen Gewürzen und Kräutern gleich der Sauce bei.

Weinrautentabletten

Im Handel erhältlich sind Weinrautentabletten oder Weinrautengranulat. Davon sollten Sie nach jedem Essen einen Teelöffel bzw. drei Tabletten im Mund zergehen lassen. Wegen des schlechten Geschmacks bevorzugen die meisten Menschen frische Blätter, die sowieso viel besser wirken.

Gegen neuralgisch-rheumatische Schmerzen setzt man in der Homöopathie, da auch hier *»die richtigen Säfte fehlen«*, sehr gern die niedrigen Potenzen Ruta D2 oder D3 ein. Die Erfahrung hat gezeigt, dass dies dann besonders gut wirkt, wenn die Schmerzen mehr linksseitig auftreten.

Rutin gegen Hitzewallungen und Osteoporose

Dank des blutdrucksenkenden Inhaltsstoffs Rutin lassen sich – eventuell zusammen mit einer Tablette Galgant – auch die Hitzewallungen lindern, unter denen Frauen in den Wechseljahren leiden. In dieser Phase sind viele Frauen durch Osteoporose gefährdet. Das Rutin in der Weinraute stärkt Knochen und Zähne. Als unterstützende Maßnahme empfiehlt sich die »Frischzellentherapie der Hildegard-Heilkunde«, die sogenannte Kalbsfußsuppe.

GALGANT

Auch das Universalmittel Galgant vermindert oder beseitigt die Hitzewallungen der Wechseljahre in vielen Fällen sogar vollständig. Dies geschieht durch die Entkrampfung der Gefäße, wodurch die Wallungen nicht ihre volle Wirkung erzielen können. Viele Frauen empfinden dies als sehr angenehm. Zusätzlich kann man hier aus der Hildegard-Heilkunde auch das Universalmittel Sivesan einsetzen.

MENSTRUATIONSBESCHWERDEN

SYMPTOME

- Zu starke Periode: **Starke Blutungen**, oft verbunden mit **krampfartigen Schmerzen** im Unterleib
- Bei erkältungsbedingten stärkeren Blutungen auch **Rückenschmerzen**
- Die Ursachen für starke und schmerzhafte Regelblutungen können vielfältig sein: krankhafte Veränderungen an den Eierstöcken oder der Gebärmutter beispielsweise, aber auch psychische Belastungen, Stress und Angst.

BETONIKA

Gegen diese Beschwerden empfiehlt Hildegard das Kraut der Betonika. Es enthält u. a. Bitterstoffe und Gerbstoffe. Letztere zeigen eine blutstillende Wirkung.

HILDEGARD ÜBER STARKE MONATSBLUTUNG:
»Wenn eine Frau zu unrechter Zeit an starker Monatsblutung leidet, lege sie Betonika (Kraut) *in Wein, damit er davon Geschmack annehme. Abseihen und den Wein oft trinken, und sie wird geheilt werden.«*

Betonikawein

Zutaten
100 g Betonikakraut
1 l Wein

Zubereitung: Betonikakraut in Wein einlegen, ca. 1 Tag ziehen lassen, dann abseihen und in Flaschen abfüllen.

Trinken Sie bei entsprechenden Beschwerden täglich vor dem Frühstück und nach dem Mittagessen ein bis zwei Gläschen (20 Milliliter) von diesem Betonikawein.

MUTTERKRAUT

Das Mutterkraut ist eine krautige Pflanze aus der Familie der Korbblütler. Es riecht stark aromatisch und erreicht eine Höhe von 30-80 cm. Der Name rührt von seiner Verwendung bei Menstruations- und Schwangerschaftsbeschwerden – es löst die Menstruation aus und fördert die Ablösung der Plazenta.

HILDEGARD ÜBER DAS MUTTERKRAUT:

„Das Mutterkraut ist warm und hat einen angenehmen Saft, und den schmerzenden Eingeweiden ist dieser wie eine angenehme Salbe. Und wer in den Eingeweiden Schmerzen hat, koche Mutterkraut mit Wasser und Fett oder Öl, und er gebe feinstes Dinkelmehl dazu und bereite so eine Suppe und esse sie, und er heilt die Eingeweide. Auch Frauen, die ihre Periode haben, sollen diese Suppe bereiten und essen, und dies bereitet eine angenehme und leichte Reinigung des Schleimes und des inneren Unrats und leitet die Regelblutung hinaus."

Bei Schmerzen im Bauch-Bereich (speziell bei Frauen mit Menstruations-Beschwerden oder auch unmittelbar nach einer Geburt) ist das Mutterkraut innerlich und äußerlich nach Anweisung von Hildegard ein sehr gutes und hilfreiches Mittel.

PROSTATAVERGRÖSSERUNG

SYMPTOME

- Kleiner, schwacher **Urinstrahl**
- **Plötzlicher Zwang** zur Blasenentleerung
- **Vermehrter Harndrang**, vor allem **nachts**
- **Verzögerter Beginn** des Harnabflusses

HILDEGARD ÜBER PROSTATABESCHWERDEN:

»Wer nicht Wasser lassen kann, wobei er aber nicht von einem (Blasen-)*Stein daran gehindert wird, der zerstampfe Rainfarnkraut und seihe den Saft durch ein Tuch ab und gebe eine kleine Menge Wein dazu. Das soll er oft trinken, und das Harnverhalten wird gelöst, und er lässt* (wieder) *den Urin.«*

Ab dem 40. Lebensjahr beginnt sich die Prostata allmählich zu vergrößern. Im stark fortgeschrittenen Stadium engt sie den Ausgang der Harnblase so ein, dass die beschriebenen Beschwerden auftreten. Unabhängig davon kann auch eine Krebsgeschwulst entstehen, die gerade im Anfangsstadium ohne Beschwerden sein und daher schlecht festgestellt werden kann. Deshalb: Gehen Sie rechtzeitig zu den Vorsorgeuntersuchungen zum Facharzt!

RAINFARN

Der Rainfarn ist ein Korbblütler mit gefiederten Blättern und goldgelben Blüten. Er enthält ätherische Öle mit einem großen Anteil Thujon, das – bei Überdosierung – toxisch wirken kann. Es ist jedoch überwiegend in den Blüten und weniger in den Blättern, die in der Hildegard-Medizin für das Rainfarnelixier verwendet werden. Dieses Elixier wirkt erfahrungsgemäß gut bis sehr gut. Nehmen Sie öfter einen Teelöffel davon in einem Glas Wein zu sich. Das Rainfarnelixier können Sie fertig im Handel kaufen.

GEHIRN UND NERVENSYSTEM

KONZENTRATIONSSTÖRUNGEN

SYMPTOME

- Von Objekt zu Objekt **springende Gedanken**
- **Vergesslichkeit, Lernschwäche, Blackouts**

Die Ursachen für Konzentrationsstörungen können organischer Natur sein, hervorgerufen durch eine ernährungs- oder stressbedingte Unterversorgung des Gehirns mit Sauerstoff und Nährstoffen. Aber auch seelische Konflikte oder falsche Denkmuster können das Hindernis sein.

Damit Ihr Gehirn fit ist, muss es optimal mit Sauerstoff und Nährstoffen versorgt werden, genügend Zeit zum Entspannen haben, aber auch gut trainiert werden.

EDELKASTANIE

HILDEGARD ÜBER LEERE IM GEHIRN:

»Der Mensch, dem das Gehirn wie leer ist und der daher schwach im Kopf ist, koche die Fruchtkerne dieses Baumes in Wasser und nehme sie oft nüchtern und nach dem Essen, und sein Gehirn wächst und wird gefüllt, seine Nerven werden stark, und der Kopfschmerz wird weichen.«

Gekochte Kastanien

Bei Konzentrationsstörungen und *»Leere im Kopf«*, wie nach

anstrengender geistiger Tätigkeit, aber auch bei der Alzheimer-Krankheit, sollten Sie oft gekochte Kastanien essen.

Wenn Sie Dinkel kochen, können Sie immer gleich einige getrocknete Edelkastanien mitkochen und mit dem Dinkel verzehren. Dinkelbrühe schmeckt so besser und die Maroni ebenfalls. Wenn nicht selbst gesammelt, können Sie die rohen Kerne im Fachhandel kaufen.

Verbindung zwischen Kopf und Leber

In ihrem Buch »Divinorum operum« schreibt Hildegard u. a., dass Hirn und Leber miteinander in Verbindung stehen und man z. B. auch durch negative Gedanken Leberschäden bekommen kann. Und in der chinesischen Heilkunde heißt es: »Meine Leber ist traurig!« Die Verbindung zwischen Hirn und Leber wird nach Hildegard über das Ohr hergestellt. Man kann also durch starken Lärm, etwa durch zu laute Musik, nicht nur einen Gehörschaden, sondern auch einen Leberschaden davontragen. So leuchtet auch ein, warum heute viele junge Leute, die kaum Alkohol trinken, einen Leberschaden haben. Auch in diesem Fall schaffen die gekochten Edelkastanienkerne Abhilfe.

BRENNNESSEL

Die Große und die Kleine Brennnessel gehören zur Gattung der Nesselgewächse, der man häufig in der Natur dort begegnet, wo sie der Mensch nicht entschieden bekämpft. Als Unkraut verschrien, hat die Brennnessel dennoch enorme

Heilkraft. Mit Öl gemischt, empfiehlt sie uns Hildegard gegen Konzentrationsstörungen und Vergesslichkeit.

Brennessel-Vergesslichkeits-Öl

Zutaten
30 g frische Brennnesseln
50 ml reines Olivenöl

Zubereitung: Sie pflücken für das Brennnessel-Vergesslichkeitsöl, von Dr. Gottfried Hertzka »Gedächtnisöl« genannt, die frischen Brennnesseln in der Phase des zunehmenden Mondes, geben sie in einen Entsafter und mischen den herausfließenden Saft mit reinem Olivenöl. Sie können die Brennnesseln auch im Mixer zerkleinern und dem Pflanzenbrei dann etwas Olivenöl beigeben.

Konzentrationsmangel

Dieses Öl wirkt vor allem bei Konzentrationsstörungen, wie sie inzwischen weit verbreitet sind. Gerade Kinder und Jugendliche sind durch die ständige Nutzung digitaler Medien unkonzentriert und tun sich häufig schwerer, sich Dinge zu merken. Aber auch viele stressgeplagte Erwachsene klagen darüber, dass sie so vergesslich sind. In diesen Fällen ist selbst zubereitetes Brennnesselöl genau das Richtige.

Das richtige Einreiben

Vor dem Schlafengehen sollten Sie sich mit dem Brennnesselöl zuerst das Brustbein und beide Schläfen einreiben. Da Hildegard dieses Öl in ihren Schriften an verschiedenen Stellen immer wieder erwähnt und stets die Reihenfolge Brustbein – Schläfen nennt, sollte man sich unbedingt daran halten. Diese Einreibung empfiehlt sie über einen längeren Zeitraum, also mehrere Monate, jeden Abend – *»... und die Vergesslichkeit in ihm wird vermindert werden.«*

KOPFSCHMERZEN

SYMPTOME

- Der **Schmerz** verteilt sich, **vom Hinterhaupt** kommend, **diffus über die ganze Schädeldecke**.
- Die Betroffenen haben das Gefühl, einen zu kleinen Helm zu tragen.
- **Nachts lassen die Schmerzen nach.**

ALOE

HILDEGARD ÜBER DIE ALOE: *»Ein Mensch, dem zu viel Schleim Dunst im Kopf verursacht und sein Gehör vernichtet, nehme Galgant und zu einem dritten Teil davon Aloe und Dost, zweimal so viel wie Galgant, und Pfirsichblätter im gleichen Gewicht wie Dost. Aus diesem mache er ein Pulver und gebrauche es täglich nach dem Essen und nüchtern.«*

Aloe-Galgant-Pulver

Zutaten
9 g Galgantpulver
3 g Aloepulver
18 g Dostpulver
18 g Pfirsichblätterpulver

Zubereitung: Mischen Sie die verschiedenen Pulver zusammen. Von diesem scharf-bitter schmeckenden Pulver, das der Apotheker herstellen kann, wenn er das Pfirsichblätterpulver besorgen kann, nehmen Sie bei Kopfschmerzen oder Migräne über einen Zeitraum von maximal sechs Wochen nach jedem Essen eine Messerspitze voll. Da man Aloe wegen ihrer darmanregenden Wirkung und des damit verbundenen Verlusts an Elektrolyten nicht zu lange einnehmen sollte, ist nach diesen sechs Wochen eine Pause von sechs bis acht Wochen dringend ratsam.

GEWÜRZNELKE

HILDEGARD ÜBER DIE NELKE BEI KOPFSCHMERZEN:

»Wer Kopfschmerzen hat, dass ihm der Kopf brummt, wie wenn er taub wäre, der esse oft Nelken, und das mindert das Brummen, das in seinem Kopf ist.«

Betäubend und entkrampfend

Die Gewürznelke kam früher aus Asien über die Seidenstraße in den Mittelmeerraum. Von dort gelangte sie dann nach

Deutschland. Heute wird sie u. a. auf den Molukken, auf Sansibar und in Brasilien angebaut. Die Gewürznelken enthalten 15 bis 20 Prozent ätherische Öle, vor allem Eugenol, das eine desinfizierende und leicht betäubende Wirkung hat. Eugenol befindet sich übrigens auch im Zimt, allerdings in bei weitem nicht so konzentrierter Form.

Auch bei Hildegard kommt die leicht betäubende und entkrampfende Wirkung des Nelkenöls zur Sprache. Sein intensiver Geruch und Geschmack sind jedoch nicht jedermanns Sache. Als Alternative bietet sich Gewürznelkenpulver an, das Sie im Fachhandel erstehen können.

VEILCHEN

Gegen Kopfschmerzen hat sich in der Hildegard-Heilkunde die Veilchensalbe bewährt. Sofern Sie den dazu nötigen Bockstalg bekommen, können Sie die Salbe selbst herstellen. Alle Hildegard-Vertriebe haben sie jedoch in ihrem Programm, bei den Patienten ist sie sehr beliebt. Regelmäßig eingesetzt wird sie bei Stirnkopfschmerzen; hierbei ist nach den Angaben Hildegards die Stirn quer einzureiben.

Veilchensalbe

Zutaten
60 g ausgepresster Veilchensaft
20 ml reines Olivenöl
60 g Bockstalg (Fett vom Schafs- oder Ziegenbock)

Zubereitung: Alle Zutaten in einem sauberen Topf verrühren und zum Kochen bringen. Beim Abkühlen kurz vor dem Festwerden eventuell noch einige Tropfen reines Rosenöl dazugeben, was die Wirkung und den Geruch verbessert.

Die Veilchensalbe wird erfolgreich gegen Kopfschmerzen eingesetzt. Häufig wird sie aber auch nach Krebsoperationen und -bestrahlungen verwendet, zur Pflege von Narben sowie dunkler und teilweise verbrannter Hautbezirke, die dadurch weich und geschmeidig werden. Auch nach dem blutigen und unblutigen Schröpfen wird die Veilchensalbe gebraucht.

WERMUT

HILDEGARD ÜBER DEN WERMUT:

»Von seinem Saft gieße in warmen Wein, und wenn man Kopfschmerzen hat, befeuchte abends vor dem Schlafen damit den Kopf von den Augen über die Ohren bis zum Nacken, bedecke den ganzen Kopf mit einem wollenen Tuch bis zum Morgen, und es unterdrückt die Gicht und den inneren Kopfschmerz.«

Wermutsaft bei Kopfschmerzen

Bei Kopfschmerzen empfiehlt Hildegard eine Einreibung mit frischem Wermutsaft in warmem Wein.

Dies lindert auch rheumatisch-neuralgische Schmerzen im Kopfbereich, z. B. die Trigeminusneuralgie – darunter versteht man blitzartig einschießende Schmerzen im Bereich einer Gesichtshälfte –, oder Schmerzen des Fazialisnervs.

Wollen Sie den Wermutsaft selbst herstellen, sollten Sie darauf achten, dass Sie die frischen Triebe des Wermuts möglichst nur im April und Mai ernten, in der Phase des zunehmenden Mondes kurz vor Vollmond am frühen Morgen: In dieser Zeit steigen die Säfte in der Pflanze stärker nach oben.

Achtung!

Vergessen Sie nicht, dass Wermut im Übermaß zu Vergiftungen führen kann, die mit Schwindel, Kopfschmerzen, Zittern und Muskelkrämpfen einhergehen.

APFELKNOSPE

Lindernd bei Kopfschmerzen und Migräne ist auch das Apfelknospen-Öl, das bei allen organbezogenen Kopfschmerzen sehr gut wirkt. Es lässt sich selbst herstellen, aber auch über den Fachhandel beziehen.

Zubereitung

Im Frühjahr werden die frischen Apfelblüten-Knospen gesammelt, in eine Weithalsflasche gegeben und mit reinem Olivenöl übergossen. Alle Knospen sollten bedeckt sein. Diese Mischung muss dann drei bis vier Wochen in der Sonne stehen, wobei das Öl mit den Knospen alle ein bis zwei Tage etwas verschüttelt werden sollte. Danach abseihen, aber nicht auspressen.

Durch die intensive Sonnenbestrahlung ist das Öl leicht ranzig, was sich aber durch die Zugabe einiger Tropfen reinen Rosenöls verbessern lässt. Dadurch wird auch die Wirkung verbessert, da Rosenöl alle Arzneien in ihrer Wirkung verstärkt.

Anwendung

Massieren Sie sich über einen Zeitraum von 4 bis 6 Wochen mit diesem Öl vor dem Schlafengehen die Stirn und die Schläfen leicht ein, auch wenn gerade keine Kopfschmerzen vorhanden sind. Hilfreich ist außerdem die Einnahme von je einem Esslöffel voll morgens und abends: morgens nüchtern und abends unmittelbar vor dem Schlafengehen – allerdings nur, wenn wir keinen Ekel davor empfinden. Hildegard sagt uns immer wieder, dass wir *„auf die Stimme unserer Seele hören sollen, wenn wir gesunden wollen."* Mit der Einreibung allein kann man bereits alle anderen Maßnahmen gegen Migräne sehr gut unterstützen.

WEIHRAUCH

HILDEGARD SCHREIBT DAZU:

„Nimm Weihrauch, pulverisiere ihn, gib dem etwas Feinmehl bei und Eiweiß dazu, und mache so Törtchen. Trockne sie an der Sonne oder auf einem warmen Ziegelstein, und bring sie oft an deine Nase, und ihr Geruch stärkt dich und erhellt deine Augen und füllt dein Gehirn. Aber wer Kopfweh hat, so dass er meint, sein Kopf werde gespalten, der lege ein

so bereitetes Törtchen an beide Schläfen, und er binde das mit einem Tuch mäßig fest, wenn er schlafen geht, und der Kopfschmerz wird weichen."

Im indischen und chinesischen Kulturraum sagte man der Pflanze nach, dass sie die bösen Geister abhalte, und verbrannte deshalb Weihrauch bei allen feierlichen Gelegenheiten. Diesen Brauch hat auch die katholische Kirche übernommen. Solche „bösen Geister" sind z.B. die Infektions-Quellen von Grippe und anderen durch Tröpfcheninfektion übertragene Krankheiten, die gerade dann besonders gefährlich sind, wenn viele Menschen zusammenkommen. Der Rauch hat eine antibakterielle Wirkung und tötet die Krankheitskeime, wie man heute durch wissenschaftliche Untersuchungen weiß.

NERVOSITÄT

SYMPTOME

- Körperlich: **Herzklopfen, Herzbeklemmung, Schlafstörungen**, häufige **Kopfschmerzen, Ohrensausen, Magendruck, zittrige Hände, übermäßige Schweißbildung**
- Psychisch: **Unruhe, Angstschübe**, von einem Objekt zum nächsten **springende Gedanken, Schwierigkeiten** beim **Zuhören** und **Entspannen**

Geistige und körperliche Überanstrengung sowie Ängste gelten als mögliche Ursachen für die Nervosität. Aber auch ungelöste innere Konflikte aus der Kindheit sind dafür verantwortlich.

MUSKATNUSS

Die positiven Wirkungen der Muskatnuss, welche Hildegard offenbart, betreffen hauptsächlich die Psyche des Menschen, kommen aber letztlich auch dem Körper zugute. Denn ein Mensch, *»dessen Herz sich öffnet, dessen Sinn rein ist«* und der dadurch einen *»guten Verstand hat«*, gibt allem Heilenden Raum.

Gegen schlechte Nerven

Hildegard empfiehlt uns bei »schlechten Nerven«, die Muskatnuss und einige andere Gewürze mit Mehl zu verbacken. Das Ergebnis sind die in Hildegard-Kreisen berühmt gewordenen Nervenkekse. Zusammen mit einem kleinen Gläschen Herzwein stabilisieren und stärken sie Herz, Kreislauf und Nerven.

Um ihre vollständige (Heil-)Wirkung entfalten zu können, sollte die Muskatnuss in der Regel kurz mitgekocht werden. Daran sollte man immer denken, wenn man auch beim täglichen Speiseplan etwas für die Ausgeglichenheit in der Familie tun möchte, und das Gewürz nicht erst zum Schluss an die Speisen geben.

Die Nervenkekse nach Hildegard:
»Nimm Muskatnuss, im gleichen Gewicht Zimt und etwas Nelken und pulverisiere das. Und dann mach mit diesem Pulver, mit Mehl und etwas Wasser Törtchen und iss diese oft, und es dämpft die Bitterkeit des Herzens und des Sinnes, es öffnet dein Herz, macht deinen Geist fröhlich, mindert alle schädlichen Stoffe in dir, es verleiht deinem Blut einen guten Saft, und es macht dich stark.«

Nervenkekse

Zutaten
45 g Muskatnusspulver
45 g Zimtpulver
10 g Nelkenpulver
1500 g Dinkelfeinmehl
375 g Butter
4 mittelgroße Eier
200 g geriebene oder gestiftelte Mandeln
1 Prise Salz
400 g Rohrzucker oder Honig
geschälte süße Mandeln
(evtl. etwas Backpulver)

Zubereitung: Butter, Rohrzucker oder Honig und Eier schaumig rühren, nach und nach das Dinkelfeinmehl und die gestiftelten Mandeln einrühren. Salz, Zimt, Nelken und Muskatnusspulver dazugeben und zu einem festen Teig kneten.

Diesen ganz dünn ausrollen und Plätzchen stechen. Die Plätzchenstücke werden nach Belieben mit einer geschälten süßen Mandel in der Mitte verziert. Auf einem leicht gefetteten Blech in 5–10 Minuten bei ca. 180–200° C im Backofen backen.

Dieses Rezept können Sie nach Belieben variieren. Essen Sie täglich einige von diesen Plätzchen und trinken Sie dazu ein Gläschen Herzwein – eine Wohltat für Körper, Seele und Geist.

Vorsichtige Dosierung

Die Muskatnuss enthält Muskatöl. Dieses hat eine psychotrope, verdauungsfördernde, entzündungshemmende und auswurffördernde Wirkung. Verwenden Sie die Muskatnuss nur als Gewürz – bei einer Überdosierung, d. h. mehr als ca. fünf Gramm täglich, kann es zu Nebenwirkungen kommen.

SCHMERZEN

SYMPTOME

- Schmerzen sind **komplexe Sinneswahrnehmungen**, die je nach Ursache und auch nach Persönlichkeit des Schmerzempfindenden **starke Unterschiede** aufweisen können.
- Der Schmerz **schränkt unser Wohlbefinden ein** und **hindert uns an bestimmten Bewegungen** und **ungünstigen Verhaltensweisen.**

HIRSCHZUNGEN

HILDEGARDS REZEPT GEGEN SCHMERZEN:

»Und dörre sachte wiederum Hirschzunge in der heißen Sonne oder auf einem warmen Ziegelstein, pulverisiere sie und lecke dieses Pulver nüchtern und nach dem Essen aus deiner Hand, und es nimmt den Schmerz im Kopf und in der Brust und dämpft andere Schmerzen in deinem Körper. Aber auch ein Mensch, der wegen irgendeines Schmerzes heftig und plötzlich schwach wird, der trinke sogleich von diesem Pulver in warmem Wein, und es wird ihm besser gehen.«

Das Hirschzungenpulver

Das getrocknete Pulver aus Hirschzungenblättern ist eines der wenigen Schmerzmittel der Hildegard-Heilkunde, das wirklich bei allen Schmerzen, egal welcher Ursache, eingesetzt werden kann. Es ist kein radikales Mittel, reduziert aber den Schmerz auf ein erträgliches Maß, ohne die Warnsignale des Körpers ganz auszuschalten. Auch bei plötzlichen Schwächeanfällen sollten Sie dieses Pulver als erste Hilfe in etwas warmem Wein nehmen, darüber aber nicht vergessen, nach der Ursache zu forschen, und das Übel an der Wurzel therapieren.

HALS-, NASEN- UND OHRENERKRANKUNGEN

HALSENTZÜNDUNG

SYMPTOME

- **Hals- und Rachenschmerzen**
- **Trockenes Kratzen** im Hals, häufiges **Räuspern**
- **Heisere Stimme**, bisweilen »Verschlucken von Tönen“

ANDORN

Andorn ist ein uraltes Heilkraut. Schon Hippokrates, der Vater der Heilkunde, führte es in einer Liste der wichtigsten Kräuter mit auf, und seither wird es von Ärzten in der Heilkunde angewandt. Der Andorn wächst in ganz Europa, Nordafrika und Asien. Er liebt offenes, trockenes Gelände, besonders Ödland. In der Heilkunde werden sowohl die Blätter als auch die Blüten verwendet.

Der botanische Name des Andorns – vom hebräischen Wort »marrob« abgeleitet – heißt so viel wie »bitterer Saft«. Er gehört noch heute zu den fünf bitteren Kräutern, die beim jüdischen Passafest zu den ungesäuerten Broten gegessen werden, gemäß der Mischnaüberlieferung.

HILDEGARD ÜBER DEN ANDORN:

»Wer in der Kehle krank ist, koche Andorn in Wasser, seihe es durch ein Tuch, füge zweimal so viel Wein bei, lasse es

unter Beigabe von genügend Fett nochmals aufkochen und trinke es oft, und er wird in der Kehle geheilt werden.«

Andornwein bei Infektionen im Halsbereich

Zutaten
1–2 EL geschnittenes Andornkraut
ca. 1/4 l Wasser
1/2 l Weißwein
1 EL Butter oder Sahne

Zubereitung: Andornkraut im Wasser ca. 4 Minuten leicht kochen und abseihen. Weißwein und Butter (oder Sahne) zufügen und nochmals kurz aufkochen lassen.

Anwendung

Trinken Sie von dieser Medizin zwei- bis dreimal am Tag ca. 80–100 Milliliter warm. Bewährt hat sich dieses Rezept nicht nur bei Halsschmerzen, sondern bei allen chronischen und akuten Erkrankungen im Hals- und Rachenbereich, wie Katarrh, Mandelentzündung, Nebenhöhlen- und Kehlkopfentzündung.

STIMMKRÄUTER

Bei Heiserkeit oder Stimmverlust empfiehlt Hildegard diesen Kräuterwein.

Stimmkräuter-Wein

Zubereitung

Fenchel-Kraut, Königskerzen-Blüten und Königskerzen-Blätter (allesamt getrocknet oder frisch) zu je einem Drittel in einem Viertel Liter gutem Wein etwa drei bis vier Minuten bei kleiner Hitze leicht köcheln lassen und abseihen. Eventuell in einer Thermoskanne warm halten.

Anwendung

Diesen Wein bei Stimmverlust oder Heiserkeit täglich frisch machen bei akuten und auch bei chronischen Zuständen. Bei akuter Heiserkeit jede Stunde ein Likörglas warm trinken, in chronischen Fällen drei- bis viermal am Tag eine halbe Tasse voll nehmen. Immer warm in kleinen Schlückchen nehmen und immer etwas im Mund behalten.

SCHNUPFEN

SYMPTOME

- Zunächst **Kitzeln** in der Nase
- **Weißlicher**, eventuell **eitriger Ausfluss**
- Die **Nasenatmung ist eingeschränkt**

BERTRAM

HILDEGARD ÜBER DEN BERTRAM: *»Wer viel Schleim im Kopf hat und Bertram oft isst, dem mindert er diesen Schleim.«*

Bei Verschleimungen der Nase und der Nebenhöhlen sollte Bertram regelmäßig eingenommen werden, da er den *»Schleim im Kopf«* mindert. Ein findiger Hildegard-Freund kam sogar auf die Idee, dass man – da er doch den Schleim aus dem Kopf zieht – Bertram auch schnupfen könnte.

Sein Versuch wurde ein voller Erfolg. Seither gehört bei Nebenhöhlenerkrankungen das Schnupfen von Bertram mit zur Verordnung – neben den anderen Therapien natürlich.

FENCHEL

Fenchel zeigt nicht nur pur eingenommen vielfältige Heilwirkungen, sondern er verstärkt, wie uns Hildegard wissen lässt, in Verbindung mit anderen Heilkräutern auch deren Wirkung. Gegen Schnupfen hat sich der Rauch des Fenchels zusammen mit Dill als Inhalation bewährt.

HILDEGARD ÜBER DEN FENCHEL:

»Wenn Schmerzen durch starken Nasenfluss beim Menschen auftreten, nehme er Fenchel (-Kraut) und viermal so viel Dill, lege es auf einen steinernen Dachziegel oder einen dünnen Ziegelstein, der im Feuer erhitzt ist, und wende Fenchel und Dill hin und her, bis es raucht.

Diesen Rauch und seinen Duft ziehe er mit der Nase und dem Mund in sich hinein, und dann esse er die erwärmten Kräuter mit Brot. Mache dies vier oder fünf Tage, damit sich die ausfließenden Säfte mild von ihm trennen.«

Fenchel-Dill-Inhalation

Hildegard-Freunde wenden diese Methode bei starkem, festsitzendem Schnupfen an, indem sie die frischen Kräuter auf der sauberen Tonscherbe eines Blumentopfes wenden, den sie auf dem Herd oder mit einem Campinggaskocher von unten erhitzen – also eine richtige Inhalation mit den aufsteigenden Dämpfen der Kräuter. Anschließend werden die erwärmten Kräuter zusammen mit Brot gegessen.

NASENBLUTEN

SYMPTOME

- **Venöse Blutung** im Bereich der Nasenscheidewand, bisweilen mit **Kopfschmerzen**
- Nasenbluten tritt häufig bei Kindern auf, meist aus **ungeklärter Ursache.**

SCHAFGARBE

HILDEGARD ÜBER DIE SCHAFGARBE:

»Wem viel Blut aus der Nase fließt, nehme Dill und zweimal so viel Schafgarbe und lege diese grünen Kräuter um die Stirn, die Schläfen und seine Brust. Die Kräuter müssen grün sein, weil ihre Kraft hauptsächlich im Grün wirkt. Wenn es aber Winter ist, pulverisiere diese Kräuter, besprenge dieses Pulver mit etwas Wein, lege es in ein Säcklein, und er lege es auf die Stirn, die Schläfen und die Brust, wie vorher gesagt wurde.«

HAUTERKRANKUNGEN

GÜRTELROSE

SYMPTOME

- Anfangs **Jucken** und **Hautrötung**
- **Blasen** und **größere Wunden** bei zunehmenden **Schmerzen**

GALGANT

Bei einer Gürtelrose im Anfangsstadium sollte man Galgant in Wasser auflösen und dieses Galgantwasser sowohl trinken als auch zur Befeuchtung von Umschlägen verwenden, mit denen die Bläschen bedeckt werden. Wenn dies sofort gemacht wird, kann die Gürtelrose innerhalb von zehn Tagen ausheilen. Diese Methode hilft allerdings nur, wenn die Bläschen der Gürtelrose noch nicht eingetrocknet sind. Im fortgeschrittenen Stadium muss man zu homöopathischen Mitteln greifen, unterstützt durch Blutegeltherapie, Kantharidenpflaster und Vitamin B12, das in solchen Fällen oral eingenommen oder in die Nervenwurzeln, von denen die Gürtelrose ausgeht, injiziert wird.

MILCHSCHORF BEI BABYS

SYMPTOME

- **Kleinschuppige Hautveränderungen** auf dem behaarten Kopf des Säuglings
- Tritt meist **während der ersten Lebenswochen** auf

QUENDEL

Im Frankenwald hat sich ein hilfreicher Volksbrauch erhalten: Babys mit Milchschorf wird Quendeltee eingeflößt, und die Speisen werden mit Quendel zubereitet. Außerdem werden die Babys täglich in einer Quendelabkochung, die man dem Badewasser zugibt, gebadet und mit frisch zerquetschtem Quendel, mit Ziegen-Butter vermischt, eingerieben. Der Milchschorf und andere Hauterkrankungen heilen bei den so behandelten Kindern vollständig aus.

SCHUPPEN

SYMPTOME

- Zwei bis drei Tage nach der Haarwäsche wird das **Haar stumpf** und **strähnig.**
- Beim Kämmen oder Bürsten fallen **fettige Hautschuppen** heraus.

RINGELBLUME

Die Ringelblume gehört zur Familie der Korbblütler. In der Homöopathie wird sie als entzündungshemmendes und granulationsförderndes Mittel eingesetzt.

HILDEGARD ÜBER DIE RINGELBLUME:

»Ein Mensch, dem der Kopf vielleicht (schuppig) *wird, nehme Speck, schneide die Schwarte und das Weiche weg, zerstampfe den Rest in einem Mörser zusammen mit Ringelblume. Und damit salbe er den Kopf oft, und die Vellen* (Schuppen) *fallen ab, und sein Kopf wird schön sein.«*

In der Hildegard-Heilkunde wird die Ringelblume in erster Linie bei Vergiftungen im Magen-Darm-Trakt eingesetzt, als Salbenmischung hilft sie aber auch gegen Hauterkrankungen.

Ernten Sie die Ringelblumen am besten in der Phase kurz vor Vollmond am frühen Morgen. Die fertige Salbe streichen Sie dann öfters auf die betroffenen Hautbezirke.

Ringelblumensalbe

Zutaten
Ringelblumen
1 fettes Stück roher Schweinebauch

Zubereitung: Schneiden Sie von einem fetten Stück rohem Schweinebauch die äußere Schwarte und das Fleisch weg.

Das reine Fett im Mixer zerkleinern, die Ringelblumen mit hineingeben und mit dem Fett zu einer homogenen Masse vermischen. Bereiten Sie immer nur eine kleine Menge zu und verwenden Sie die Salbe möglichst sofort, da sie ohne Konservierungsmittel nicht sehr lange haltbar ist.

HERZ-KREISLAUF-SYSTEM

ANGINA PECTORIS

SYMPTOME

- **Engegefühl** in Brust und Hals
- **Pochender Schmerz**, der bis in den linken Arm ausstrahlt
- **Angstgefühle**

GALGANT

Gaganttabletten

Galgantpulver, in Tablettenform gepresst, wird in der Hildegard-Praxis als äußerst schnell wirkendes Herzmittel bei allen Zuständen von Schwindel, Schwäche und Schmerzen, die vom Herzen kommen, eingesetzt, vor allem auch bei krampfartigen Herzbeschwerden wie der Angina pectoris.

Teilweise Ersatz für Nitropräparate

Wenn Sie regelmäßig Galgant in Tablettenform nehmen, brauchen Sie wenig oder gar keine Nitropräparate mehr und vermeiden dadurch auch den sogenannten Nitrokopfschmerz. Auch und gerade in der Notfallmedizin werden die Galganttabletten mit bestem Erfolg eingesetzt.

FENCHEL

Fenchelmischpulver Sivesan

Sivesan, eines der Universalmittel von Hildegard auf der Basis von Fenchel, kann ebenso als gut wirksames Dauermittel bei Angina pectoris eingesetzt werden. Es ist als fertiges Mischpulver im Fachhandel erhältlich, lässt sich aber auch selbst zubereiten. Das Rezept finden Sie auf Seite 44.

DIABETES

SYMPTOME

- Aufgrund des hohen Blutzuckerspiegels kann **Zucker im Urin** erscheinen.
- Verstärktes **Durstgefühl**
- **Geschwächte Abwehrkraft**

DINKEL

Dinkel enthält verschiedene Kohlenhydrat-Arten, die langsam und kontinuierlich an das Blut abgegeben werden. Der Vorteil ist, dass auf diese Weise das Insulin nur langsam verbraucht wird, was besonders wichtig ist für Diabetiker.

Mit dem folgenden Habermus können Sie bereits zum Frühstück eine geballte Ladung Dinkel zu sich nehmen.

Habermus

Zutaten
1 Tasse Dinkelflocken oder -schrot
2–3 Tassen Wasser
Obst, Zimt
1 TL Honig
gehackte Mandeln
Galgant, Bertram
Zitronensaft

Zubereitung: Dinkelflocken oder –schrot in Wasser zum Kochen bringen. Honig und Gewürze dazugeben und in wenigen Minuten ausquellen lassen. Obst darunter rühren und mit Mandeln bestreuen.

Niedrigere Insulindosis möglich

Diabetiker können so – natürlich unter Kontrolle ihres Arztes – ihre Insulin- und Medikamentendosen langsam senken und sind nicht mehr so hohen Blutzuckerschwankungen ausgesetzt, was sich sehr positiv auf die Gefäße auswirkt. So wirkt Dinkel im Körper kreislaufstabilisierend. Sowohl bei hohem als auch bei niedrigem Blutdruck sollten Sie Ihre Ernährung gänzlich auf Dinkelprodukte umstellen.

ZIMT

Der echte Zimt wird aus der getrockneten Rinde des Zimtbaumes gewonnen, der hauptsächlich auf Ceylon (Sri Lanka) wild wächst; aber auch auf Java, in Brasilien, auf Jamaika und Martinique wird er heute kultiviert, wo sich Klima und Boden besonders gut eignen. Von den Trieben werden die Rindenanteile abgeschält und getrocknet und gelangen dann als Zimtrinde in den Handel.

Unumstrittene Wirkung des Zimts

Wegen seines intensiven Geschmacks ist der Zimt etwas in den Hintergrund gedrängt worden, obwohl seine Wirkung unumstritten ist und es nur zu Nebenwirkungen wie (Schleim-)Hautreizungen kommen kann, wenn das reine ätherische Öl in konzentrierter Form verwendet wird. Diese klingen aber sofort ab, wenn man das Zimtöl absetzt.

Innerlich kann es bei einer Überdosierung zu erhöhter Atem- und Pulsfrequenz, zu vermehrtem Speichelfluss und zu einem leichten Temperaturanstieg kommen. Der sehr intensive Geschmack verhindert von selbst, dass man zu viel davon zu sich nimmt. Bei Hildegard gehört der Zimt zu den bedeutenden Heilmitteln, oftmals in Verbindung mit anderen Zutaten.

Unterstützung bei Diabetes

Die Erfahrung hat gezeigt, dass bei Diabetikern, die über einen längeren Zeitraum und über den Tag verteilt zu den verschiedensten Speisen einen Teelöffel Zimt zu sich nehmen, der Blutzuckergehalt deutlich sinkt.

Ein gutes Beispiel hierfür ist auch Mexiko, das Land mit dem höchsten Pro-Kopf-Verbrauch an Zimt auf der ganzen Welt. Der hohe Konsum ist auch im Alltag ganz offensichtlich: Bestellt man sich in Mexiko z.B. einen Eisbecher, bekommt man statt der bei uns üblichen Eiswaffeln einige Zimtstangen hineingesteckt. Es ist sicherlich kein Zufall, dass Mexikaner in der Regel wesentlich seltener an Diabetes erkranken als wir.

Wissenswertes

Die Rinde enthält 1–1,4 Prozent Zimtöl, das Geruch, Geschmack und Wirkung bestimmt.

Hauptbestandteile dieses Zimtöls sind Zimtaldehyd und Eugenol. Das Zimtöl wirkt desinfizierend, leicht örtlich betäubend und tötet Hautpilze ab.

HERZWEIN

Hildegards Herzwein hilft gegen viele Arten von Herz-Kreislauf-Erkrankungen und sollte in einer Dosierung von zwei bis drei Gläschen (20 Milliliter) pro Tag eingenommen werden (Seite 34ff.). Bei Neigung zu Unterzucker sollten Sie den Herzwein außerdem unbedingt am Vormittag gegen zehn Uhr und am Nachmittag gegen 16 Uhr einnehmen! Dadurch wird der Kopfschmerz, der oft zwischen zehn und zwölf Uhr vormittags infolge zu starker Absenkung des Blutzuckerspiegels auftritt, verhindert bzw. beseitigt, ohne dass andere Medikamente notwendig wären.

Auch für Kinder und trockene Alkoholiker

Wenn Ihr Kind an Diabetes leidet oder krank ist und dadurch einen schwachen Kreislauf hat, können Sie ihm dennoch sorglos den Herzwein verabreichen. Um den Alkoholgehalt zu verringern, kochen Sie den Herzwein nochmals zwei bis drei Minuten im offenen Topf auf. Dadurch verdampft der Restalkohol, ohne dass die Wirkung des Herzweins beeinträchtigt wird.

ERSCHÖPFUNG

SYMPTOME

- **Abgeschlagenheit, Lustlosigkeit**
- Oft noch ausgeprägtere **Müdigkeit** als am Vorabend
- Teilweise **Unfähigkeit zu arbeiten**
- **Schnelle Ermüdung** nach nur geringer Anstrengung

QUENDEL

HILDEGARD ÜBER DEN QUENDEL:

»Und wenn das Gehirn krank und wie leer ist, pulverisiere er Quendel, vermische das Pulver mit Mehl und Wasser und mache Törtchen und esse sie oft, und sein Gehirn wird sich besser befinden.«

Hildegard-Freunde kennen die Quendelplätzchen – normale Plätzchen mit einer beliebigen Menge Quendelpulver. Wenn Sie zermürbt und ausgelaugt von der Arbeit heimkommen, können Sie mit ein paar Quendelkeksen und einem Gläschen Hildegard-Herzwein Ihren »leeren Akku« wieder aufladen.

Quendelkekse

Zutaten
600 g Dinkelmehl
50 g Rohrzucker
180 g Butter
100 g gemahlene süße Mandeln
2 Eigelb, 1 ganzes Ei
10 g Quendelpulver
1/2 TL Salz
etwas Wasser
(evtl. etwas Backpulver)

Zubereitung: Aus den Zutaten einen geschmeidigen Teig kneten, ca. 5 mm dick ausrollen und Plätzchen in beliebigen Formen ausstechen. Bei mittlerer Hitze im Backofen 20–25 Minuten backen.

GALGANT

Das Universalmittel Galgant zeigt auch bei Erschöpfungszuständen Wirkung – hier am besten in der Form des Galganthonigs. Diesen können Sie im Fachhandel kaufen, aber auch ganz leicht selbst herstellen, indem Sie je nach Geschmack Galgantgewürzpulver in flüssigen – eventuell im Wasserbad auf 30° C leicht erwärmten – Honig einrühren. Von diesem Galganthonig sollten Sie bei Bedarf ein- bis dreimal täglich drei bis vier Messerspitzen aufs Brot streichen. Dies hilft nicht nur bei schweren Erschöpfungszuständen, sondern auch gegen Durchblutungsstörungen und Krämpfen aller Art.

WERMUT

Wermut wird von Hildegard als *»der wichtigste Meister gegen alle Erschöpfungen«* bezeichnet und spielt daher in ihrer Heilkunde eine sehr große Rolle. Zur Verarbeitung sollte der Wermut möglichst nur im April und Mai geerntet werden, da er dann die größte Kraft in sich trägt. Brauchen Sie das Kraut zum Trocknen für einen Wermuttee, dann sollten Sie es immer in der Zeit kurz vor Neumond ernten, an einem trockenen, sonnigen Tag, am besten gegen Mittag, wenn kein Tau mehr auf der Pflanze liegt.

Wenn Sie später im Jahr ernten, sollten Sie unbedingt darauf achten, dass die Blüte noch nicht vorüber ist. Die Teile der Pflanze werden dann im Schatten getrocknet und weiterverarbeitet. Man kann natürlich auch immer im Garten von der frischen Pflanze ein wenig für den Tee nehmen.

In manchen Regionen ist es üblich, die Bratensauce mit Wermut zu verfeinern. Dies verbessert den Geschmack und regt gleichzeitig den Gallenfluss und die Verdauung an.

Wermuttee

Zutaten
getrocknetes Wermutkraut
kochendes Wasser

Zubereitung: Für eine Tasse Wermuttee nehmen Sie nur so viel getrocknetes Wermutkraut, wie Sie zwischen Daumen und Zeigefinger fassen können. Dies geben Sie in ein Teeei, überbrühen es mit kochendem Wasser, schwenken das Teeei einige Sekunden darin und ziehen es aus dem Wasser.

Der Tee darf nur leicht dunkel sein und nicht gallenbitter schmecken (das kann Brechreiz erzeugen!), sondern so wie ein gut gehopftes Bier; dann ist er gut bekömmlich. Man kann natürlich auch einige Blättchen Wermut frisch vom Strauch für diesen Tee nehmen.

Vorsicht!

Innerlich sollte der Wermut nur mäßig angewendet werden, denn nur so kann er seine heilenden Kräfte entfalten. Wermut im Übermaß kann Nebenwirkungen haben und zu Vergiftungen führen, die mit Schwindel, Kopfschmerzen, Zittern und Muskelkrämpfen einhergehen und in extremen Fällen Bewusstlosigkeit nach sich ziehen.

„Absinthtrinker"

Ein warnendes Beispiel sind die „Absinthtrinker". Absinth ist ein Wermutschnaps, der besonders in Südfrankreich sehr beliebt ist. Wer diesen über Jahre und in zu großen Mengen trinkt, muss die beschriebenen Symptome und Nebenwirkungen fürchten. In kleinen Mengen und nur ab und zu genossen wirkt er verdauungsfördernd. Sie sollten allerdings auf die Qualität achten, denn die weit verbreiteten Billigprodukte können der Gesundheit enorm schaden!

HERZSCHWÄCHE

SYMPTOME

- **Schneller Atem** bis **Atemnot** auch bei leichten körperlichen Anstrengungen
- **Bläuliche Lippen**
- Abends leicht **geschwollene Füße** und **Knöchel**, manchmal auch noch morgens

EDELKASTANIE

Auch bei Herzschmerzen und Herzentzündungen können die vielseitig anwendbaren Maroni helfen. In diesem Fall sollten sie aber roh gegessen werden. Die reifen Maroni, die vom Baum gefallen sind, schält man ganz einfach und kaut sie genussvoll. Ansonsten kann man gelegentlich einen Teelöffel Edelkastanienmehl (im Fachhandel erhältlich) zu sich nehmen. Wichtig: Beim Essen gut einspeicheln!

HERZWEIN

HILDEGARD ÜBER DEN HERZWEIN:

»Wer im Herzen, in der Milz oder in der Seite Schmerzen hat, koche Petersilie in Wein, füge etwas Essig und genug Honig bei, seihe es durch ein Tuch und trinke es oft, und es heilt ihn.«

Dank seiner großen Anwendungsbreite ist der Herzwein auch bestens geeignet als Basistherapie bei jeglicher Art von Herzschwäche. Wenn Sie Herzbeschwerden haben, empfiehlt es sich, unterstützend täglich zwei- bis dreimal ein Gläschen Herzwein, leicht erwärmt, einzunehmen. Dies können Sie bedenkenlos regelmäßig über einen längeren Zeitraum hinweg tun.

Bei Herzschwäche können Sie auch weitere von Hildegards Universalmitteln auskosten. Neben der Edelkastanie und dem Herzwein haben sich auch die Galganttabletten (Seite 26ff.) und das Fenchelmischpulver Sivesan (Seite 43ff.) bewährt.

BLUTHOCHDRUCK

SYMPTOME

- Man spricht von erhöhtem Blutdruck, wenn bei **drei oder mehr Arztbesuchen** zu verschiedenen Zeiten **mehr als 160/95 mmHg** (Millimeter Quecksilber) auf dem Blutdruckmessgerät angezeigt wurden
- Nur selten äußert sich der Bluthochdruck bereits früh-

zeitig in Beschwerden wie **Schwindel, Schlafstörungen, Atemnot** oder **Leistungsabfall**; werden die Folgen von jahrzehntelangem Bluthochdruck erst einmal spürbar, sind meistens schon irreparable Schäden an Herz, Niere, Gehirn oder Auge entstanden.

MUSKATNUSS

Die Muskatnuss ist die Frucht des 10 bis 20 Meter hohen Muskatbaumes, der im tropischen Asien beheimatet ist, heute aber auch im tropischen Südamerika angebaut wird. Die fleischigen Beerenfrüchte enthalten als Samen die würzige Muskatnuss.

HILDEGARD ÜBER DIE MUSKATNUSS:

»Wen die Lähmung im Gehirn plagt, der pulverisiere Muskatnuss und zweimal so viel Galgant und zerstoße die Wurzel der Gladiole und Wegerich in gleichem Gewicht unter Beigabe von Salz. Und aus alldem mache er ein Süpplein und schlürfe es. Und dies mache er ein oder zweimal am Tag, bis er geheilt wird.«

Schmackhaftes und gesundes Küchengewürz

Mit der Muskatnuss verhält es sich wie mit vielen Substanzen: Geringe Mengen sind von Nutzen, große sind Gift – oder wie der berühmte Arzt Paracelsus sagte: »All Thing seyn Gift, nur die Dosis macht's, ob Thing nicht Gift seyn!«

Verwenden Sie daher die Muskatnuss sparsam. Wohl dosiert ist sie ein gesundes, äußerst schmackhaftes Gewürz, das verschiedenste Gerichte bereichert. Die Muskatnuss sollte in jeder Hildegard-Küche zur Grundausstattung gehören.

Muskatnusssuppe

Mit *»Lähmung im Gehirn«*, wie Hildegard schreibt, würden wir heute eine massive Kopfdurchblutungsstörung bezeichnen, wie sie beispielsweise bei einem Schlaganfall auftritt. Wenn Sie also unter hohem Blutdruck leiden – die Vorstufe des Schlaganfalls, der dann mit entsprechenden Lähmungen einhergeht –, empfiehlt sich zur Vorbeugung der regelmäßige Genuss einer Muskatnusssuppe. Sie lässt sich zudem schnell und problemlos zubereiten. Die dazu erforderliche. Mischung stellt Ihnen Ihr Apotheker zusammen.

Muskatnusssuppe

Für die Pulvermischung
20 g Muskatnusspulver
30 g Galgantpulver
10 g Iriswurzelpulver
10 g Spitzwegerichwurzelpulver
10 g Salz

Für die Suppe
1 EL Butter
1 Zwiebel
60 g Dinkelgrieß
1 l Hühnerbrühe

Zubereitung: Zwiebel klein schneiden und in der Butter goldgelb anrösten, Grieß hinzugeben. Mit der Brühe ablöschen und mit der Gewürzmischung abschmecken. Die Suppe einmal aufkochen und dann ausquellen lassen.

Essen Sie diese Suppe mit einer gewissen Regelmäßigkeit über einen längeren Zeitraum hinweg. Je nach Geschmack können Sie die Anteile Muskat, Galgant und Salz unterschiedlich gewichten. Die Mischung, die Ihnen am besten schmeckt, hat auch die größte Wirkung auf Ihren Körper und die Erkrankung.

Finden Sie Ihre persönliche Mischung heraus:

Machen Sie sich morgens und/ oder abends eine dünne Dinkelgrießsuppe, und würzen Sie diese mit der Pulvermischung nach Ihrem Geschmack. Da Dinkelgrieß auch den Nieren guttut und viele Menschen, die zu hohem Blutdruck neigen, auch eine Nierenschwäche haben, ist Grieß empfehlenswerter als Mehl. Neigen Sie dagegen zu Durchfall, sollten Sie sich besser die leicht stopfende Dinkelmehlsuppe bereiten.

WEINRAUTE

Die Raute gehört zur Familie der Rutaceae und kam aus dem Mittelmeerraum durch die Römer zu uns. Nach anderen Quellen brachten sie erst die Benediktinermönche mit und zogen sie in Klostergärten. Die Raute wurde früher zur Insektenabwehr im Weinberg nach jeder zehnten Rebe gepflanzt und verbreitet einen weinähnlichen Geruch – daher der deutsche Name Weinraute. Sie wird bis zu 80 Zentimeter hoch; in der Heilkunde benutzt werden die Blätter, nicht hingegen die kleinen gelbgrünen Einzelblüten und die kapselartige Frucht. Die Blätter sollten entweder frisch verwendet oder kurz vor der Blüte zum Trocknen geerntet werden.

Blutdrucksenkender Inhaltsstoff Rutin

Die Inhaltsstoffe der Weinraute sind Rutin, Kumarin, Alkaloide und ätherische Öle, vor allem das Rautenöl. Die Raute findet sowohl in der Homöopathie als auch in der Volksheilkunde Anwendung, in erster Linie bei Krampfzuständen im Verdauungstrakt. Während der Schwangerschaft sollte die Raute wegen ihrer hormonellen Wirkung nicht genommen werden. Auch die moderne Schulmedizin hat die Raute entdeckt: Der Inhaltsstoff Rutin härtet Knochen und Zähne und wirkt – in folgender Salbenform – blutdrucksenkend.

Die Weinraute wirkt:

- blutdrucksenkend
- desodorierend
- entkrampfend
- kräftigend
- hormonell ausgleichend

Aufgrund ihres bitteren Geschmacks hat die Weinraute eine tonisierende Wirkung auf den Organismus.

Weinrautensalbe

Hildegard nennt die Weinrautensalbe auch Nierensalbe. Wegen des schwer erhältlichen Bärenfetts kann man sie nur selten selbst herstellen, bei Hildegard-Vertrieben jedoch bestellen.

Durch den Zusatz von etwas Rosenöl wird nicht nur ihre Wirkung, sondern auch ihr Geruch verbessert. Diese Salbe wird bei allen Erkrankungen der Niere und bei zu hohem Blutdruck eingesetzt. Sie kann aber nur dann richtig wirken, wenn dem Körper auch genügend Betriebsflüssigkeit – sprich: (abgekochtes) Wasser – zugeführt wird.

Längerfristige Einnahme

Sie sollten sich die Nierengegend über einen längeren Zeitraum mit der Weinrautensalbe einreiben – mindestens vier bis sechs Wochen lang, bei zu hohem Blutdruck noch einige Wochen länger. Tun Sie dies, wenn möglich, am offenen Feuer, bei akuten Schmerzen mindestens einmal am Tag, bei zu hohem Blutdruck zweimal pro Woche.

Wenn Sie keinen offenen Kamin zu Hause haben, können Sie ersatzweise auch eine ganz normale Rotlichtlampe verwenden. Damit wird die Nierengegend einige Minuten bestrahlt, dann die Salbe unter weiterer Bestrahlung eingerieben, schließlich wird nochmals einige Minuten bestrahlt. Die schmerzlindernde und blutdrucksenkende Wirkung ist bei mehrmonatiger Anwendung enorm.

Nieren- und Lendenschmerzen

Interessant ist die von der heiligen Hildegard erwähnte Ursache der Nieren- und Lendenschmerzen: die Erkrankung des Magens. Da viele Hypertoniker alles in sich hineinfressen und es ihnen dann später »an die Nieren geht«, ist hier tatsächlich oft die Ursache des zu hohen Blutdrucks zu suchen. Vor diesem Hintergrund ist die Doppelwirkung der Weinraute – verdauungstraktentkrampfend und blutdrucksenkend – ein wahres Geschenk.

KREISLAUFSTÖRUNGEN

SYMPTOME

- **Schwindel** mit **Kollapsneigung**
- **Kalte Hände** und **Füße**
- Allgemeine **Leistungsminderung**
- **Labiler Blutdruck, Herzbeschwerden**
- **Schwarzwerden vor den Augen**, teilweise von **Kopfschmerzen** begleitet

FENCHEL

Fenchel, so schreibt Hildegard, vermittelt »eine angenehme Wärme«. Wenn der Körper angenehm durchwärmt wird, stabilisiert sich der Kreislauf. Fenchel eignet sich also für Leute, die immer frieren: Das sind sehr oft ältere Menschen, aber auch junge Mädchen und Frauen, die eine leichte Schilddrüsenüberfunktion und zu niedrigen Blutdruck haben. Bei Patienten mit erhöhtem Blutdruck wird durch den Genuss von Fenchel eine gewisse Entkrampfung der Gefäße und somit eine »angenehme Wärme« erzeugt, oftmals in Körperregionen, in denen eine unangenehme Hitze vorherrschte. Gewöhnen Sie sich daher an, regelmäßig Fencheltee zu trinken, und bringen Sie öfters Fenchelgerichte auf den Tisch.

Fenchel in Rotweinsauce

Zutaten
4 kleine Knollen Gemüsefenchel
1/4 l Rotwein, Salz
geriebene Muskatnuss
30 g Butter
30 g Dinkelmehl
Zitronensaft

Zubereitung: Geputzte Fenchelknollen in Scheiben schneiden. Wein mit Zitronensaft erhitzen und Fenchelscheiben dazugeben. Würzen und ca. 15 Minuten kochen lassen. Butter und Mehl miteinander verkneten, in die Weinbrühe geben und 8 Minuten durchkochen lassen. Weitere Fenchelrezepte finden Sie ab Seite 41.

HERZWEIN

In der Hildegard-Heilkunde gilt der Herzwein (Seite 34ff.) als das Kreislaufmittel schlechthin. Denn der Wein heilt und erfreut den Menschen mit seiner gesunden Wärme und seiner großen Kraft, so Hildegard.

Niemals kalt trinken

Nehmen Sie zwei- bis dreimal pro Tag – bei Bedarf öfters – einen Esslöffel oder ein kleines Schnapsgläschen voll ein. Dieser Herzwein kann unbedenklich auch über längere Zeit oder regelmäßig eingenommen werden. Es ist aber darauf zu achten, dass man ihn – wie alle Medizinweine – niemals eiskalt trinkt. Er sollte immer etwas im Mund behalten und darin angewärmt werden, dann wirkt er viel besser. Die spezifischen Wirkstoffe werden durch die Mundschleimhäute aufgenommen und können so besser und schneller zur Wirkung kommen. Man kann auch den kalten Herzwein aus dem Kühlschrank in einem Glas erwärmen, indem man es mit heißem Wasser auffüllt.

INFEKTIONSKRANKHEITEN

SCHÜTTELFROST

SYMPTOME

- **Zittern** des ganzen Körpers und **Zähneklappern**
- **Kältegefühl** mit **Gänsehautbildung**
- Meist geht ein **rascher Temperaturanstieg** voraus

ALOE

Mischpulver mit Aloe

Wegen des frischen Andornsaftes und der anderen Zutaten ist das Rezept etwas schwierig herzustellen. Das von Hildegard beschriebene Rezept in Pulverform kann aber jeder Apotheker zusammenstellen:

»Wer Schüttelfrost hat, der nehme Andornsaft oder, wenn es Winter ist, dessen Pulver und mehr Aloe und Süßholz als Lorbeer, koche dies in Wein, seihe es durch ein Tuch, füge Honigwürze dazu, und selbst wenn er schon vom Schüttelfrost geplagt wird, wird er schnell geheilt werden, welcher Schüttelfrost es auch immer sei, ausgenommen das Viertagefieber (Malaria).«

Aloewein

Zutaten
10 g Andornpulver
12 g Aloepulver
14 g Lorbeerfruchtpulver
16 g Süßholzpulver
1 l Wein
Honig

Zubereitung: Diese Mischung kochen Sie im Wein einige Minuten und süßen anschließend nach Geschmack mit Honigwürze – also in Wasser oder Fencheltee aufgelöstem Honig. Trinken Sie von diesem Aloewein dreimal täglich ein Gläschen.

VIRUSERKRANKUNGEN

SYMPTOME

- **Niesen, tropfende Nase, anschwellende Schleimhäute**
- Leichte **Hals-** und **Rachenschmerzen**
- **Fieber** bis zu 40° C
- **Frösteln, Schüttelfrost**
- **Augen-, Kopf-, Gliedmaßen und Brustschmerzen**

Erkältung und Grippe

Eine Virusinfektion der oberen Atemwege ist die Ursache für eine Erkältung. In der Regel fängt man sich das Virus von anderen Menschen (Husten, Niesen) ein, es ist also ansteckend. Eine richtige Grippe wird ebenfalls durch Viren verursacht, zeigt aber intensivere Beschwerden als eine Erkältung und ist auch gefährlicher. Da Viren sich ständig verändern, kann der Mensch keine Immunität gegen neue Viren aufbauen.

GALGANT

Bei Viruserkrankungen kann – wieder einmal mehr – das Universalmittel Galgant die Heilung unterstützen. Man löst Galganttabletten oder Galganthonig in frischem Wasser auf.

Kinder bekommen den Galganthonig in kaltem Himbeerwasser gelöst zu trinken (kalt heißt natürlich Zimmertemperatur).

Auf keinen Fall darf das Himbeerwasser warm sein: Dies verursacht Brechreiz.

Galgant in dieser Form macht das Fieber erträglicher und lässt es schneller abklingen, ohne es zu unterdrücken. Aber auch die unangenehmen Nachwirkungen einer Virusinfektion werden gelindert, die Zeit der Rekonvaleszenz verkürzt sich. Nach der Ausheilung ist der Kranke sofort wieder körperlich und geistig einsatzfähig.

MEISTERWURZ

Der Meisterwurz ist eine krautige Pflanze, die eine Höhe von 30 bis 100 Zentimeter erreicht und stark nach Möhren und Sellerie riecht. Meisterwurz ist ein sehr wirksames Mittel gegen Fieber, das ja mit vielen Viruserkrankungen einhergeht. Durch das Fieber kann der Körper einen „biologisch zweckmäßigen Vorgang zur Reinigung" einleiten. Anders als in der Schulmedizin wird das Fieber in der Hildegard-Heilkunde aber nicht unterdrückt, sondern erträglicher gemacht. So kann es seine ihm gerechte Aufgabe erfüllen, ohne dass der Patient zu sehr darunter leidet.

Meisterwurz-Wein gegen Fieber

Er sollte bei Fieber jeder Art sofort mit eingesetzt werden. Meisterwurz-Wein macht das Fieber erträglich und verhindert – vor allem, wenn man ihn zusammen mit Galgant einnimmt – eine weitere Ausbreitung und die Festsetzung einer Entzündung, wodurch sich die Rekonvaleszenzzeit deutlich verkürzt.

Zubereitung und Anwendung:

Ein Teelöffel Wurzelstücke vom Meisterwurz über Nacht in einem halben Glas Wein zugedeckt ansetzen, am Morgen noch mit etwas frischem Wein ergänzen und dann tagsüber schlückchenweise langsam trinken.

Anwendung bei Kindern:

Kindern gibt man je nach Alter immer wieder einen halben bis einen Teelöffel dieses Weins. Die Dauer der Einnahme sollte zwischen zwei und sechs Tagen liegen.

Wichtig!

Der angesetzte Meisterwurz-Wein muss tagsüber aufgebraucht und am Abend immer wieder für den nächsten Tag frisch angesetzt werden.

PSYCHISCHE STÖRUNGEN UND BESCHWERDEN

DEPRESSIVE VERSTIMMUNG

SYMPTOME

- Gefühl von **Kraft-** und **Machtlosigkeit**
- **Müdigkeit,** mitunter **Schlafstörungen**
- **Verzweiflung**, schon bei geringen Anlässen, und **Ängste**

Einerseits ist die Neigung zu Depressionen angeboren, andererseits wird sie durch negative Ereignisse, wie z. B. beruflichen Misserfolg oder private Schicksalsschläge, verstärkt. Auch Lichtmangel sowie eine falsche Ernährung können zu depressiver Verstimmung beitragen.

Wann Sie zum Arzt gehen sollten:
Wenn Ihre Stimmungstiefs immer länger dauern, Sie zunehmend in Ihrer eigenen Welt leben und den Kontakt nach außen verlieren, ist es höchste Zeit, zum Arzt zu gehen. Gegen leichtere depressive Verstimmungen können Sie jedoch die Hildegard-Mittel ausprobieren, z. B. den Wermutwein.

WERMUT

HILDEGARD ÜBER DEN WERMUT:

»Und wenn der Wermut frisch ist, zerstoß ihn und drücke seinen Saft durch ein Tuch, und dann koch Wein mit Honig

ein wenig und gieß diesen Saft in den Wein, so dass derselbe Saft den Wein und den Honig an Geschmack übertrifft, und trink dies nüchtern vom Mai bis zum Oktober jeden dritten Tag, und es unterdrückt die Melancholie in dir …«

Wermutwein

Zutaten
100–150 ml frisch gepresster Wermutsaft
200–300 g naturreiner Honig (vom Imker in Ihrer Nähe)
ca. 3 l naturreiner Wein (rot oder weiß)
1 TL reiner Alkohol pro Flasche Wermutwein

Zubereitung: Den kurz vor Vollmond frisch geernteten Wermut waschen, im Mixer zu einem Brei verquirlen und in einem Leinensäckchen bzw. einer Zentrifuge entsaften oder mittels eines Entsafters den Saft direkt auffangen. Die anderen Zutaten berechnen sich nach der Menge des gewonnenen Saftes: So entspricht 100–150 ml frisch gepresster Wermutsaft 200–300 g naturreinem Honig (vom Imker) und ca. 3l naturreinem Wein.

Den Honig im Wein kochen, Schaum abschöpfen. Frisch gepressten Wermutsaft hinzufügen.

Wermutwein noch warm in saubere Flaschen abfüllen und sofort verschließen. Flaschen vorher mit einem Teelöffel reinem Alkohol ausspülen und den Teelöffel Alkohol zur besseren Haltbarkeit in der Flasche lassen. Trinken Sie jeden dritten Tag von Mai bis Oktober morgens auf nüchternen Magen ein Gläschen Wermutwein.

Der Wermutwein hat eine enorme Wirkungsbreite. Er hilft unterstützend bei:

- psychischer Belastung und Depression
- psychisch bedingten Lungenerkrankungen und Atembeschwerden
- Verdauungsschwächen jeder Art
- Nierenerkrankungen aller Art

EDELKASTANIE

Auch die Edelkastanie kann depressive Verstimmungen lindern. Hierbei wird sie weder geröstet noch gekocht, sondern die Kerne werden – 4 bis 6 Stück oder die entsprechende Menge Edelkastanienmehl über den Tag verteilt – roh gegessen.

HILDEGARD ÜBER DIE EDELKASTANIE:

»Wer im Herzen Schmerzen hat und traurig wird, esse oft die rohen Kerne. Dies gießt seinem Herzen einen Saft wie Schmalz ein, und er wird an Stärke zunehmen und seinen Frohsinn wiederfinden.«

FENCHEL

HILDEGARD: »Und wie auch immer er (der Fenchelsamen) gegessen wird, macht er den Menschen fröhlich…«

In der Hildegard-Heilkunde wird bei depressiven Verstimmungen neben dem Fenchelsamen vor allem auch der Fenchelsaft zur Einreibung an Stirn, Schläfen, Brust und Magengrube eingesetzt. Er ist im Fachhandel erhältlich. Zusätzlich empfehlen sich abwechslungsreiche Fenchelgerichte (Seite 41ff.).

DINKEL

Dinkel kann bei psychischen Erkrankungen als Basistherapie angewendet werden. Er enthält das L-Tryptophan, das erwiesenermaßen als Stimmungsaufheller fungiert und auch künstlich hergestellt wird. Eine dinkelreiche Ernährung ist die beste Vorbeugung gegen depressive Verstimmungen. Probieren Sie doch die leckeren Rezepte ab Seite 22 aus!

ARONSTAB

Bei tiefer, grundloser Traurigkeit und bei Schwermütigkeit mit Tendenz zur Depression kann Aronstab helfen. Er lindert den Seelenschmerz, wenn einem „etwas richtig an die Nieren geht", man ohne ersichtlichen Grund traurig ist und dies eventuell sogar mit einer Art Nervenfieber verbunden ist.

HILDEGARD SCHREIBT DAZU:

„Ein Mensch, in dem die Melancholie wächst, hat ein finsteres Gesicht und ist immer traurig. Dieser trinke oft den Wein mit der gekochten Aronwurzel, und sie mindert die Melancholie in ihm, das heißt, sie verschwindet, wie auch das Fieber."

Aronstab-Wein

Zubereitung: Ein bis zwei Teelöffel kleingeschnittene Aronstab-Wurzeln (der Aronstab steht unter Naturschutz – daher ist er nur über die Apotheke aus genehmigtem Anbau erhältlich) in einem Liter Wein einige Minuten sehr kräftig abkochen und diesen Liter im Laufe von zwei bis drei Tagen schluckweise trinken, immer leicht erwärmt. Insgesamt sollte die Einnahme über vier bis fünf Wochen erfolgen, eventuell auch länger.

Je schlimmer der nervliche Zustand ist, desto konzentrierter sollte man den Aronstabwurzel-Wein zubereiten, also eventuell einen Teelöffel Wurzeln auf 0,5 Liter Wein und diese Flüssigkeitsmenge in ein bis zwei Tagen trinken.

Diese stärkere Abkochung sollte man fünf bis sechs Tage lang zu sich nehmen, dann zwei Tage Pause machen, dann wieder fünf bis sechs Tage lang usw., bis sich der nervliche Zustand merklich verbessert.

Der Aronstab-Wein wird auch bei entsprechendem nervlichen Zustand in den Wechseljahren empfohlen. Durch den Kochvorgang ist wenig oder gar kein Alkohol mehr in diesem Elixier vorhanden, so dass ihn jeder gut vertragen kann.

Vorsicht!

Da roher Aronstab in allen Teilen giftig ist, sollte die Abkochung sehr genau gemacht und die Einnahme nicht ohne Verordnung und Begleitung durch einen Therapeuten erfolgen.

VERDAUUNGSORGANE

MAGEN-DARM-STÖRUNGEN

SYMPTOME

- **Appetitlosigkeit, Erbrechen, Übelkeit**
- **Verstopfung, Blähungen, Durchfall**
- **Druckgefühl** und **Brennen** im Magen-Darm-Bereich

Wenn Sie zu häufigen Magen-Darm-Störungen neigen, empfiehlt sich eine Basisernährung mit den Universalmitteln Dinkel, Fenchel und Edelkastanie. Je nach Bedarf sollten Sie auch öfters die Brennnessel mit einbeziehen.

DINKEL

Dinkelbrühe für Kleinkinder

Sehr kranken Menschen und Kleinkindern oder Säuglingen mit Magen-Darm-Störungen und Blähungen sollten Sie neben Fencheltee auch eine Dinkelbrühe verabreichen. *»... und es heilt ihn innerlich wie eine gute und gesunde Salbe«,* sagt uns Hildegard dazu.

Dinkelbrühe

Zutaten
1 l Wasser
50 g ganze Dinkelkörner
Honig oder Bertram
Quendel, Galgant
Muskat

Zubereitung: Dinkelkörner im Wasser mindestens 20 Minuten kochen, abseihen und je nach Geschmack mit süßen oder deftigen Gewürzen abschmecken.

Mit Fenchelhonig gesüßt, wird die Dinkelbrühe von den Kleinsten natürlich viel lieber angenommen.

FENCHEL

Das Universalmittel Fenchel erzeugt im menschlichen Körper »guten Schweiß und gute Verdauung«, regt also die Verdauung an und verbessert die Stoffwechseltätigkeit, d. h., die Abfallprodukte werden auf natürliche Weise aus unserem Körper herausgeschwemmt, der Magen-Darm-Trakt wird ausgeheilt.

HILDEGARD ÜBER MAGENBESCHWERDEN:

»Ein Mensch, der üblen Schleim in seinem kranken Magen hat, nehme Fenchel, etwas mehr Brennnessel und zweimal so viel Liebstöckel wie Fenchel und Brennnessel zusammen und mache daraus mit etwas Mehl oder Brot eine Speise und

esse sie oft, und es nimmt dem kranken Magen den Schleim weg.«

Fencheltabletten bei Blähungen

In der Hildegard-Heilkunde gibt man dem Magen-Darm-Patienten, besonders wenn dieser übersäuert ist und unter starken Blähungen leidet, auch Fencheltabletten zum Lutschen.

Sie werden aus dem Pulver der gemahlenen Fenchelsamen gepresst. Lutschen Sie morgens vor dem Frühstück vier bis fünf Fencheltabletten und tagsüber drei- bis viermal die gleiche Dosis.

Fenchelspeise

Zutaten
zerstoßenes Fenchelkraut,
Liebstöckel
frische Brennnessel
Dinkelgofio
Galgant, Bertram

Zubereitung: Aus dem Fenchelkraut, den Brennnesseln und dem Liebstöckel bereiten Sie zusammen mit frisch gemahlenem Dinkelgofio (gerösteter Dinkel) einen Brei – oder mit Dinkelmehl einen Teig, den Sie etwas backen können. Fügen Sie nach Belieben Gewürze hinzu.

EDELKASTANIE

Suppe bei Magenschmerzen

Zutaten
2–3 EL Edelkastanienmehl
2–3 EL Dinkelweißmehl
1 EL Süßholzpulver
1 TL Engelsüßwurzelpulver
Galgant, Bertram
Quendel, Salz
Honig zum Würzen

Zubereitung: Kastanien- und Dinkelmehl in Wasser kochen unter Zugabe von Süßholzpulver und Engelsüßwurzelpulver. Dies ergibt einen Brei oder eine etwas dickere Suppe. Würzen Sie die Suppe nach Geschmack mit Galgant, Bertram, Quendel, Salz oder Honig.

Hören Sie auf Ihren Körper!

Bei Magenbeschwerden rät uns Hildegard, eine Suppe aus Kastanien- und Dinkelmehl einzunehmen, denn *»... sie wird den Magen reinigen und ihn warm und kräftig machen«*.

Morgens nüchtern vor dem Frühstück eingenommen, ist diese Suppe das beste Rezept zur Linderung von Magenbeschwerden jeder Art, aber auch besonders von Erkrankungen der Bauchspeicheldrüse, der Leber und/oder der Galle.

BRENNNESSEL

Auch die Brennnessel ist in der Hildegard-Heilkunde ein wichtiges Mittel gegen Magenbeschwerden. Die Große Brennnessel wird bis zu zwei Meter hoch, die Kleine nur etwa 50 Zentimeter. Beide enthalten Vitamin C und A, Gerbstoffe und Kieselsäure. Die Brennhaare enthalten Histamin, auf das manche Leute allergisch reagieren. Durch Trocknen oder Überbrühen wird es aber für den Menschen unschädlich. Als Allergieauslöser kommt also nur die frische Brennnessel infrage.

Bei Wasseransammlungen im Körper durch Herzschwäche sollten Sie die Brennnessel möglichst meiden.

In der Volksmedizin wird von Kennern der frisch gepresste Brennnesselsaft oder Brennnesseltee als harntreibendes, blutzuckersenkendes und blutreinigendes Mittel geschätzt.

Brennnessel zur Magenreinigung

Hildegard schätzte die Heilkraft der Brennnessel und hat einige Anwendungsformen überliefert, die bis jetzt wenig bekannt waren, sich aber in der Praxis ausgezeichnet bewährt haben. Hildegard empfiehlt z. B. den Brennnesselspinat und die Brennnessel als Zusatz zu anderen Speisen.

Brennnesselsalat

Zutaten
150 g frische Brennnesseln (pro Person)
Pfeffer, Salz
Muskatnuss
etwas Dinkelmehl
etwas süße Sahne

Zubereitung: Brennnesseln säubern, waschen und mit kochendem Wasser überbrühen; nach einer kurzen Ruhepause mit einem Mixstab im Topf pürieren, mit Pfeffer, Salz und Muskatnuss abschmecken und eventuell zum Schluss mit Dinkelmehl und süßer Sahne eindicken.

Sie können auch die jungen, frischen Triebe trocknen, zu Pulver verarbeiten und dann den verschiedenen Speisen als Würze und Medizin beigeben. Achtung: Unbedingt mitkochen, damit das Pulver seine reinigende Wirkung entfalten kann. Die beigefügte Menge richtet sich nach dem Geschmack des Einzelnen.

Brennnessel über das ganze Jahr

Wenn Sie das ganze Jahr über Brennnesselspinat essen möchten, pflanzen Sie am besten Brennnesseln in Ihrem Garten an. Die jungen Brennnesseln werden im April und/ oder Mai gepflückt, wenn sie aus dem Boden sprießen und eine Höhe von maximal sechs bis acht Zentimetern erreichen. Beim Ernten sollten Sie unbedingt Handschuhe anziehen, da das Brennen auf der Haut sehr unangenehm sein kann. Wird die Brennnessel zu hoch, so schneiden Sie sie einfach ab und verwenden sie dann als Mulch. Aus den nachwachsenden kleinen Brennnesseln bereiten Sie sich immer wieder frischen Spinat.

Brennnesseln im Garten haben übrigens noch einen erfreulichen Nebeneffekt: Sie schützen Pflanzen und Sträucher in der Nähe vor übermäßigem Insektenbefall.

BEIFUSS

DIE HEILIGE HILDEGARD SAGT ÜBER DEN BEIFUSS:

„Der Beifuß ist warm, und sein Saft ist nützlich, und wenn er gekocht und in Mus gegessen wird, heilt er kranke Eingeweide, und er wärmt den kranken Magen. Aber wenn jemand isst und trinkt und davon Schmerzen bekommt, koche er Beifuß mit Fleisch, mit Fett oder in einem Mus oder in einer anderen Würze und esse ihn (den Beifuß), und diese Fäulnis, die der Kranke sich durch frühere Speisen und Getränke zugezogen hat, nimmt er weg und vertreibt sie."

Beifuß wirkt also entgiftend und verdauungsfördernd auf den Verdauungstrakt, besonders bei Magen-Darm-Leiden, speziell zur besseren Fettverdauung. Mit Beifuß „läuft einem nicht so schnell die Galle über", der Jähzorn, das „Aus-der-Haut-Fahren", wenn die Galle sich staut, wird abgemildert. Hier also die physische und psychische Wirkung des Beifußes.

Deshalb werden Gänse- und Entenbraten und auch die berühmten Nürnberger Bratwürste mit Beifuß als Gewürz geschmacklich verbessert und verdaulicher gemacht.

BLUTUNGEN IM MAGEN-DARM-BEREICH

SYMPTOME

- **Brechdurchfälle** mit Bauchkrämpfen
- Leicht **erhöhte Temperatur**
- Dem Stuhl sowie Erbrochenem können **Blutspuren** beigemengt sein.

ANDORN

HILDEGARD ÜBER DEN ANDORN:

»Wer gebrochene und kranke Eingeweide hat, koche Andorn mit Wein unter Beigabe von genügend Honig. Er trinke es oft abgekühlt, und die Eingeweide werden geheilt.«

Hildegard meint damit gastrointestinale Blutungen, also Blutungen der Schleimhäute im Magen-Darm-Bereich. Diese treten nicht selten bei längerfristiger Einnahme starker Medikamente auf, aber auch bei chronischen Magen-Darm-Erkrankungen, wie z. B. Dickdarmentzündung. Eine kurzzeitige Einnahme solcher nebenwirkungsreicher Medikamente ist oft lebensnotwendig und führt in der Regel auch nicht zu Blutungen. Chronisch Kranke müssen diese

Nebenwirkungen infolge Dauereinnahme oft in Kauf nehmen, weil sie das kleinere Übel zu sein scheinen. Dies abzuwägen obliegt dem behandelnden Arzt. Bei Blutungen im Magen-Darm-Bereich kann man jedoch mit dem Andornwein helfend eingreifen.

Trinken Sie als Begleitmaßnahme zwei- bis dreimal täglich ein kleines Gläschen Andornwein (Kinder zwei- bis dreimal täglich einen Teelöffel). Dieser Andornwein sollte »abgekühlt«, d. h. in Zimmertemperatur eingenommen werden. Der Andorn enthält u. a. ätherische Öle und Gerbstoffe. Letztere bewirken, dass sich die Schleimhäute zusammenziehen.

Andornwein

Zutaten
1 TL Andorn
1/4 l Wein
Honig

Zubereitung: Andorn im Wein 3–4 Minuten kochen. Honig nach eigenem Geschmack dazugeben, nochmals kurz aufkochen und schließlich abseihen.

MAGENSCHLEIMHAUTENTZÜNDUNG

SYMPTOME

- In leichten Fällen: **Sodbrennen, Völlegefühl, Appetitlosigkeit**
- In schweren Fällen: **Schmerzen im Oberbauch, Magenkrämpfe, Durchfall, Blähungen, Verstopfungen**

GOLDKUR

HILDEGARD ÜBER DIE GOLDKUR:

»Dann nehme er etwas Semmelmehl, knete es mit Wasser, und diesem Teig gebe er etwas Goldpulver bei im Gewicht einer kleinsten Münze und esse das nüchtern frühmorgens. Am zweiten Tag mache er mit dem Mehl und dem Gold ein Törtchen und esse es nüchtern. ... Dieses Gold liegt zwei Monate lang in seinem Magen, und es reizt den Magen nicht und macht ihn nicht geschwürig, sondern wenn er kalt und schleimig ist (Magenschleimhautentzündung)*, wärmt und reinigt es ihn ohne Gefahr für diesen Menschen.«*

Die Goldkur sollten Sie bei entsprechenden Beschwerden einmal im Jahr durchführen. Sie hilft bei Magenerkrankungen aller Art, im Besonderen jedoch bei Magenschleimhautentzündung oder -reizung.

MAGEN-DARM-TRAKT-VERGIFTUNG

SYMPTOME

- **Abgeschlagenheit**
- **Übelkeit, Erbrechen**
- **Leibschmerzen** bis hin zum **Durchfall**

RINGELBLUME

Die Ringelblume wächst in vielen Hausgärten und wird für Heilzwecke in großen Kulturen angepflanzt. Geerntet werden die zahlreichen leuchtend gelb- bis orangefarbenen Blüten, die einen Durchmesser von bis zu vier Zentimetern erreichen.

Die einjährige Pflanze samt sich selbst aus und sticht im Garten deutlich ins Auge. Während der Blütezeit von Mai/Juni bis Oktober kann man sich einen Wein gegen Vergiftungen des Magen-Darm-Traktes bereiten und für den Notfall aufbewahren.

HILDEGARD ÜBER DIE RINGELBLUME:

»Die Ringelblume hat starke Grünkraft gegen Gift in sich. Wer Gift isst oder wem es verabreicht wurde, koche Ringelblume in Wasser, und nach dem Ausdrücken des Wassers lege er sie warm auf seinen Magen, und sie erweicht das Gift, und es wird von ihm ausgeschieden.

Dann wärme guten Wein, lege genug Ringelblumen hinein und damit wärme wiederum den Wein, und wer Gift genom-

men hat, trinke jenen halbwarmen Wein, und er schneuzt das Gift wieder durch die Nase aus oder wirft es durch den Schaum von sich aus.«

Hildegard spricht hier von Vergiftungen durch verdorbene Speisen oder durch langsam wirkende Pflanzengifte in Beeren, Früchten oder auch Pilzen. **Personen, die starke Pflanzengifte zu sich genommen haben, gehören dagegen sofort in klinische Behandlung.**

In der Homöopathie wird die Ringelblume hauptsächlich innerlich und äußerlich bei frischen und alten Wunden, aber auch bei offenen Beinen und venösen und/oder lymphatischen Stauungen in den Beinen verwendet.

Ringelblumenumschlag und Ringelblumenwein

Zutaten
100 g Ringelblumen
Hanftuch
Wasser
1/2 l Wein

Zubereitung: Ringelblumen in Wasser kochen, damit das Hanftuch befeuchten und, noch warm, auf die Magenpartie legen. Weitere Ringelblumen sofort in erwärmten Wein geben und bis kurz vor den Siedepunkt erhitzen.

Abseihen und den lauwarmen Wein schluckweise trinken. Der Wein löst Erbrechen aus, das Gift wird dadurch eruptionsartig aus dem Magen ausgestoßen. Nach dieser ersten Nothilfe ist es dennoch unerlässlich, einen Arzt aufzusuchen.

LEBERSCHMERZEN

SYMPTOME

- **Appetitlosigkeit**
- **Blässe** durch Blutarmut
- **Übelkeit, Erbrechen, Gewichtsabnahme, Völlegefühl** im Oberbauch, **Verdauungsstörungen**
- **Antriebsarmut, Energielosigkeit**

EDELKASTANIE

HILDEGARD ÜBER LEBERSCHMERZEN:

»Die Edelkastanie ist nützlich gegen alle innere Krankheit im Menschen … Wer an der Leber Schmerzen hat, zerquetsche oft die Kerne, lege sie so in Honig und esse sie oft mit diesem Honig, und seine Leber wird gesund werden.«

Hildegard meint hier den Edelkastanienhonig, den Sie auch im Handel mit 20 Prozent Kastanienmehlzusatz erhalten. Bei Leberschmerzen, egal welcher Ursache, sollten Sie von diesem Honig mindestens zwei Monate lang zweimal pro

Tag bis zu zwei Esslöffel einnehmen. Bei regelmäßiger Einnahme beseitigt dies (schrittweise) selbst chronische Leberleiden, die Blutwerte normalisieren sich, und die Patienten fühlen sich sehr viel wohler.

Edelkastanienhonig selbst herstellen:

Zur Selbstherstellung besorgen Sie sich Edelkastanienmehl und einen guten Honig vom Imker. Erwärmen Sie diesen im Wasserbad auf 30° C, so dass er schön dünnflüssig ist; anschließend rühren Sie mit einem Löffel kräftig so viel von dem Edelkastanienmehl hinein, wie der Honig aufnehmen kann.

Wenn Sie gegen die Pollen im Honig allergisch sind, erhitzen Sie den Honig im Wasserbad bis zum Siedepunkt und schöpfen den sich bildenden Schaum ab. Wiederholen Sie diesen Vorgang nach dem Erkalten. Abgeschäumter Honig ist aber auch in der Apotheke erhältlich.

FENCHEL

Einmal mehr empfiehlt uns Hildegard das Universalmittel Fenchel. Bei Schmerzen der Leber und/oder der Lunge schafft ein warmer Wein mit einer Mischung aus Fenchel, Süßholz, Zimt und Ysop Abhilfe. Die Zutaten bekommen Sie – soweit Sie sie nicht im eigenen Garten haben – auf Märkten oder in Gärtnereien frisch. In Pulverform stellt sie der Apotheker zusammen. Sie sind auch in spezialisierten Samen- und Gewürzhandlungen erhältlich. Wenn Sie Probleme mit Ihrer Leber haben, sollten Sie grundsätzlich auf Ihre Ernährung achten: viel Vitamine und Ballaststoffe, wenig Fette und Alkohol.

Weinrezept bei Leberschmerzen

Zutaten
4 g Süßholz
6 g Zimt
8 g Ysop
20 g Fenchel
Honig
1 l Wein

Zubereitung: Süßholz, Zimt, Ysop und Fenchel, Honig und Wein mischen und leicht köcheln.

ALLES WEITERE SAGT UNS HILDEGARD SELBST:

»Unter Beigabe von genügend Honig in Wein stark kochen, so dass keine Bitterkeit darin ist (also so viel Honig hineingeben, dass es nicht mehr bitter schmeckt). *Neun Tage und neun Nächte stehen lassen, abseihen und trinken bei Leber- und Lungenschmerzen.*

Wenn in der Leber oder der Lunge starke Schmerzen sind, trinke er neun Tage jeden Tag. Vor dem Trinken frühmorgens esse er ein wenig und dann trinke er, abends esse er zum Sattwerden und vor dem Schlafen trinke er genug davon …«

Wenn aber die Schmerzen der Leber und/ oder der Lunge nur mäßig sind, sollte man nur jeden dritten Tag davon in der oben angegebenen Art trinken.

VERSTOPFUNG

SYMPTOME

- Der Darm wird **weniger als einmal alle fünf Tage** entleert.
- Ständiges **Völlegefühl** im **Unterleib**
- Der **Stuhl** ist **hart** und **trocken.**
- Die **Darmentleerung** verläuft schwierig, unter relativ **großer Kraftanstrengung.**

FLOHSAMEN

Flohsamen ist der Samen einer Spitzwegerichart aus dem Mittelmeerraum oder aus Indien. Von diesen Wegericharten wird in der Hildegard-Heilkunde der Samen verwendet, der sich durch seine starke Quellfähigkeit auszeichnet. Mit Kern kann er so die zehnfache Menge Wasser seines Gewichts aufnehmen, die Schalen der Kerne allein sogar bis zur 40-fachen Menge. Durch seinen hohen Schleimgehalt quillt der Samen mächtig auf, reizt Magen und Darm aber nicht und eignet sich daher hervorragend bei den entsprechenden Beschwerden. Im Gegensatz zu dem weit verbreiteten Leinsamen ist der Flohsamen kein Mineralräuber.

Flohsamen zur Darmentleerung

Hildegard hat uns mit dem Flohsamen ein wunderbares Mittel in die Hand gegeben. Wichtig ist allerdings, dass Sie auch ausreichend dazu trinken, denn sonst kann der Flohsamen nicht richtig quellen und seine Wirkung nicht vollständig entfalten. Trinken Sie am besten abgekochtes Wasser, pur oder als Tee zubereitet; Mineralwasser, egal, ob mit oder ohne Kohlensäure, ist dagegen möglichst zu meiden.

Wie viel Flüssigkeit täglich?

Die tägliche Trinkmenge richtet sich nach Ihrem Körpergewicht: ca. 35 Gramm Flüssigkeit pro Kilogramm Körpergewicht. Wenn Sie stark schwitzen, entsprechend mehr. Bis zu 0,75 Liter trägt bereits die Flüssigkeit in der Nahrung bei, denn selbst ein Stück trockenes Brot enthält Wasser. Urologen sagen sogar, dass nur dann der Wasserhaushalt des Körpers stimmt, wenn man täglich zwei Liter Urin ausscheidet.

Flohsamen einnehmen

Den Flohsamen nehmen Sie, wenn nötig, zwei- bis dreimal täglich ein, immer einen Teelöffel voll mit jeweils einem Glas Tee oder abgekochtem Wasser. Dabei sollten Sie den Flohsamen so schnell wie möglich hinunterspülen, da er sonst überall im Mund hängen bleibt. Alternativ empfiehlt es sich, den Flohsamen etwas einzuweichen und in dieser Form sofort zu sich zu nehmen.

Sie können den Flohsamen auch mit einem Joghurt oder kurz vor dem Essen über eine Dinkelsuppe gestreut zu sich nehmen. Ihrer Phantasie sind hier keine Grenzen gesetzt.

Probieren Sie selbst!

Psychische Komponente der Verstopfung

Patienten mit Stuhlverstopfung sind meist psychisch belastet, selbst wenn sie es nicht wahrhaben wollen. Sie sind innerlich verkrampft, verspannt und können nicht oder schlecht »hergeben«, »loslassen« – auch den Darminhalt nicht. »Wer gut purgiert, der gut kuriert« – diese alte Medizinweisheit gilt es zu beachten, denn mit der richtigen Ausscheidung über den Darm steht und fällt die Gesundheit des Körpers. Diese Entsorgung hat neben der körperlichen eben auch eine psychische Komponente: Die Befreiung der Psyche von Verkrampfungen fängt im Darm an. Deshalb ist eigentlich jede Behandlung einer Stuhlverstopfung bereits eine kleine Psychotherapie, und der Flohsamen hat hier eine wichtige Schrittmacherfunktion.

WUNDEN

OFFENE WUNDEN

SYMPTOME

- **Schnittwunden:** Tiefer, klaffender Spalt in der Haut
- **Schürfwunden:** Leichte Hautabschürfungen
- **Geschwüre:** Juckende, gerötete Entzündungen der Haut

QUITTE

Auflage bei schlecht heilenden Wunden

Bei schlecht heilenden, eitrigen Geschwüren legt man Quitten – gekocht oder gebraten – noch leicht warm auf die offenen Wunden, am besten zusammen mit anderen Heilkräutern **wie Schafgarbe, dem Wundkraut schlechthin**. Dadurch werden die Wunden noch besser gereinigt und heilen sehr viel schneller.

SCHAFGARBE

Die Schafgarbe ist weltweit eine der verbreitetsten Heilpflanzen und neben der Brennnessel auch eine der bekanntesten. Sie wird bis zu 60 Zentimeter hoch und bildet oben rispige Scheindolden. Sie wächst bis zu einer Höhenlage von 2500 Metern.

Die Schafgarbe ist das Wundkraut schlechthin. Sie enthält ein ätherisches Öl mit einem hohen Anteil an Chamazulen, Kamillenblauöl, das auch in der Kamillenblüte enthalten ist.

Es wirkt entzündungshemmend, schleimhautberuhigend und wundheilungsfördernd.

Der deutsche Name der Schafgarbe rührt daher, dass kranke Schafe und Ziegen die Pflanze bei Entzündungen und Verletzungen innerer und äußerer Art mit Vorliebe fressen.

HILDEGARD ÜBER ÄUSSERE WUNDEN:

»Wer durch einen Schlag verletzt wird, wäscht die Wunde in Wein und soll dann mäßig in Wasser gekochte und dann ausgepresste Schafgarbe warm über jenes Tuch binden, das auf der Wunde aufliegt. So nimmt sie der Wunde die Fäulnis und die Schwären und heilt sie. Dies mache so oft, solange es nötig ist. Nachdem die Wunde begonnen hat, sich zusammenzuziehen und zu heilen, soll die Schafgarbe direkt auf die Wunde gelegt werden, und sie wird umso gesünder und vollkommener geheilt.«

Schafgarbenkompresse

Eine frische Wunde wird zunächst mit Wein ausgewaschen – dies war in der damaligen Heilkunde nichts Ungewöhnliches und wird noch heute praktiziert. Anschließend verbindet man die Wunde steril. Die in Wasser leicht gekochte Schafgarbe wird noch gut warm als Kompresse auf den Wundverband gelegt und mit einer Binde festgehalten. Hat sich die Wunde geschlossen, kann man zur weiteren Heilung die warmen Schafgarbenkompressen direkt auf die Verletzung binden. Dafür eignen sich frische und getrocknete Kräuter.

Grundstock der Hausapotheke

Schafgarbe sollte jeder sammeln und in der Hausapotheke stets zur Hand haben. Da sie von Mai bis September/Oktober gepflückt werden kann, lässt sich ein Vorrat anlegen. Gesammelt wird am besten in der Phase kurz vor oder direkt bei Neumond an einem warmen, sonnigen Tag gegen Mittag.

Das Kraut trocknet an einem schattigen und luftigen Platz rasch. Wollen Sie die Schafgarbe pulverisieren, so nehmen Sie am besten die feingliedrigen Blätter. Diese trocknen sehr schnell, ergeben durch Reiben zwischen den Fingern ein ganz feines Pulver und sind dadurch besser einzunehmen.

So bewahren Sie getrocknete Kräuter auf:

Geben Sie die Kräuter in ein gut verschließbares Porzellangefäß, und lagern Sie dies in einem trockenen und kühlen, vor Licht geschützten Raum.

EXKURS FASTEN

Das Fasten – ursprünglich religiös motiviert – hat in der heutigen Zeit oft seinen eigentlichen Sinn – Reinigung von Körper und Geist – verloren. Meist denkt man in Kalorien oder Joule, in Fett-, Kohlenhydrat- und Eiweißanteilen, in Ballaststoffen, Vitaminen, Mineralien und Enzymen. Im Mittelpunkt steht das Abnehmen, das von der Idee her aber doch nur eine angenehme Begleiterscheinung sein sollte.

Liest man in Hildegards Tugenden und Lastern nach, so spielt bei 29 der 35 seelischen Heilungskräfte das Fasten als Universalmittel eine erhebliche Rolle. Daran wird deutlich, welch großen Stellenwert das Fasten für die Psyche hat und wie es über die Psyche massiv auf den Körper einwirkt.

Warum sollten wir fasten?

Freiwilliges und bewusstes Fasten führt letztlich zur Rückbesinnung auf den Urgrund, zur Psychohygiene, wie sie mit kaum einer anderen Methode erreicht wird: zu einer Art Generalreinigung des ganzen Körpers, also einer Reinigung von Körper und Geist, um den »Müll« – den körperlichen wie den seelischen – loszuwerden. Ärzte nannten im letzten Jahrhundert das Fasten auch »das unblutige Messer des Internisten«, weil dadurch das kranke Gewebe abgebaut wird und das gesunde erhalten bleibt. Diese Generalreinigung erhöht die Widerstandskraft gegen alle anderen Krankheiten.

Lernen, bewusst zu essen

Nach einer Fastenzeit lernt man den Wert eines Essens erst wieder richtig schätzen, man isst dann wieder viel bewusster, man kaut ausgiebig, ganz im Sinne des Wortes »Mahlzeit«, das ja auf das alte Wort »mahlen« zurückgeht. Dieses Wort will uns also sagen, dass wir das Essen mit den »Mahlzähnen«, wie die Backenzähne auch genannt werden, im Mund zermahlen sollen und eigentlich erst dadurch den typischen Geschmack der einzelnen Speisen genießen können.

Gut gekaut ist halb verdaut

Im Mund findet durch das intensive Kauen eine Art Vorverdauung statt. Durch das im Speichel enthaltene Ptyalin werden – aber nur bei intensivem Durchkauen und Zermahlen – die Kohlenhydrate in den Speisen aufgeschlossen, was den Magen-Darm-Trakt erheblich entlastet. Heute schlingen wir unser Essen häufig hinunter, um unser Hungergefühl schnell zu stillen – sofern wir dieses überhaupt noch kennen.

Natürlich ist auch das Abnehmen ein weiterer Zweck des Fastens. Dieses sollte aber wirklich nur ein angenehmer Nebeneffekt sein und nicht im Mittelpunkt stehen. Die verlorenen Pfunde sind gewissermaßen ein Geschenk, das umso willkommener ist, da in den sogenannten Zivilisationsländern viele Menschen unter Übergewicht leiden, aber selten die Kraft aufbringen, entschieden dagegen anzugehen.

DIE FASTENKUREN

Eine der Formen ist die Holländische Fastenkur, bei der – mindestens sechs Wochen lang – jeden zweiten Tag nur Dinkel gegessen wird. Die Reduktionskur wiederum schreibt drei Dinkeltage, einen Reistag und drei »normale« Tage vor. Auf dem Verzicht von Eiweiß und Salz beruht schließlich der Erfolg der Reduktionswoche.

HOLLÄNDISCHE FASTENKUR

Zur Gewichtsreduktion hat sich in Hildegard-Kreisen die sogenannte Holländische Dinkel-Fastenkur herumgesprochen. Ihr Name rührt von ihrer ersten Erprobung in Holland her. Sie dauert sechs Wochen. Mit der Holländischen Fastenkur hat vor Jahren ein Holländer in 4 Monaten von 136 Kilogramm ca. 40 Kilogramm abgenommen.

1. Dinkeltag – jeden zweiten Tag

Essen Sie jeden zweiten Tag dreimal täglich nur Dinkel in irgendeiner Form mit Gemüse – also ganz vegetarisch –, als Getränk zwischendurch jede Menge Fencheltee.

Keine Reizstoffe

Alle Reizstoffe wie Kaffee, Schwarztee, Tabak usw. sollten Sie an diesen Tagen meiden, ebenso Eiweiß (außer dem Eiweiß im Dinkel und in den verschiedenen Gemüsearten natürlich).

2. Normaltag – zwischen den Dinkeltagen

Jeden zweiten Tag dazwischen können Sie ganz normal essen, was Sie wollen.

Körperlicher Gewöhnungseffekt

In einigen Fällen kommt es nur dann zu starker Gewichtsabnahme, wenn die Ernährung völlig auf Dinkelkost umgestellt wird. Wenn jemand bereits über längere Zeit Dinkel gegessen hat, schlägt die Kur mit dem zweitägigen Wechsel zwischen Normalkost und Dinkelkost nicht mehr durch, weil ein körperlicher Gewöhnungseffekt eingetreten ist.

Halten Sie diese Kur sechs Wochen lang durch. Wegen der radikalen Umstellung auf Dinkelkost kommt es – da für den Körper ungewohnt – zu einer vollständigen Stoffwechselveränderung und zu einer Gewichtsreduktion.

Nur unter fachlicher Anleitung!

Vollständiges Hildegard-Fasten sollten Sie unter fachlicher Anleitung durchführen, am besten in einer Gruppe Gleichgesinnter, kombiniert mit Meditation und körperlicher Betätigung. Für das Einzelfasten zu Hause – ebenfalls mit Wissen und unter ständiger Kontrolle eines Arztes oder Heilpraktikers – sollten Sie über einen längeren Zeitraum eine Reduktionskur vorziehen.

Dinkelprodukte im Fachhandel:

Die große Auswahl von Dinkelprodukten garantiert Ihnen eine abwechslungsreiche Fastenkur.

- Dinkelhörnchennudeln, Dinkelmakkaroni, Dinkelspaghetti, Dinkellasagne
- Dinkelkernrisotto, Dinkelbratlinge
- Dinkelkaffee, Dinkelsuppe, Dinkelzwieback
- Dinkelkörner, Dinkelschrot, Dinkelmehl, Dinkelgrieß

REDUKTIONSKUR

In meiner Praxis hat sich im Laufe der Zeit zur Reinigung des Körpers und zum Abnehmen die im Folgenden beschriebene Form herauskristallisiert. Diese Kur sollte mindestens drei, besser noch vier Monate lang durchgeführt werden. In dieser Zeit können Sie ganz normal arbeiten. Kleine individuelle Abweichungen, die in jedem Fall mit dem begleitenden Therapeuten abgesprochen werden sollten, sind selbstverständlich möglich.

1. Gekochter Dinkel – drei Wochentage

An drei Tagen in der Woche, d. h. an jedem zweiten Tag, wird nur gekochter Dinkel in irgendeiner Form – also als ganze Körner, als Schrot oder Grieß – gegessen, zusammen mit gekochtem Gemüse oder Obst, je nach Geschmack. Sowohl der Dinkel als auch das Gemüse werden ganz normal gewürzt. Es sollte richtig schmecken.

Was Sie an diesen Tagen nicht essen dürfen:

An den Dinkeltagen sollten Sie weder Käse noch Fleisch, Wurst oder Schinken verzehren. Auch Alkohol und Kaffee sind an diesen Tagen nicht angezeigt.

2. Reistag mit Apfelmus – ein Wochentag

Ein weiterer Tag in der Woche sollte ein spezieller Reistag zur Entstauung des Körpers sein. Essen Sie an diesem Tag dreimal ganz ohne Salz gekochten Reis, aber so viel, dass Sie satt werden, zusammen mit natursüßem Apfelmus.

Dazwischen trinken Sie ausreichend ungesüßten Kräutertee oder nur abgekochtes Wasser. Durch das natursüße Apfelmus, das Sie zusammen mit dem Reis vermengt essen, merken Sie gar nicht, dass Salz fehlt; darauf beruht aber die stark entstauende Wirkung dieses Tages: Der Körper verliert jede Menge freier Flüssigkeit. An diesem Tag ist der Genuss von Joghurt verboten. Auch der Reis sollte langsam und genussvoll verzehrt, also gut gekaut werden. Sie können Reis und Apfelmus auch reichlich mit Zimt würzen, da dieser den Geschmack verbessert – und gleichzeitig das Blut reinigt!

3. Normale Ernährung mit kleinen Einschränkungen – drei Wochentage

An den drei weiteren Tagen der Woche können Sie wie gewohnt essen, allerdings mit einigen kleinen Einschränkungen.

Vorsicht bei diesen Speisen!

Meiden Sie strikt: Konserven jeder Art, künstliche Konservierungsstoffe, künstliche Aromen und Farbstoffe – alles, was außerhalb und innerhalb des Körpers eine lange Zersetzungszeit benötigt und damit den Organismus belastet: Dazu gehören auch alle lang haltbaren Nahrungsmittel, z. B. H-Milch und andere H-Produkte.

Meiden Sie: Aal und andere fette Fischsorten sowie Nüsse, außer süßen Mandeln (diese sind gut verträglich, aber im Hinblick auf ihren hohen Kaloriengehalt während der Kur nur mäßig zu genießen).

Möglichst meiden: Schweinefleisch (-produkte), also auch Wurst und Schinken; Käse nur an den Normaltagen, und wenn, dann zusammen mit Mutterkümmel oder Mutterkümmelpulver.

Zu meidende Küchengifte: Erdbeeren, Pfirsiche, Zwetschgen und Lauch sowie alle Reizstoffe, also Kaffee, schwarzer Tee, Tabak, Schnaps, Likör usw.

Der Essensplan für die Woche sieht also folgendermaßen aus:

Montag:	*Dinkeltag*
Dienstag:	*Normalkost*
Mittwoch:	*Dinkeltag*
Donnerstag:	*Reistag*
Freitag:	*Normalkost*
Samstag:	*Dinkeltag*
Sonntag:	*Normalkost*

Mindestens vier Wochen

Sollte Ihnen dieser Fahrplan nach einiger Zeit zu anstrengend werden, reichen auch zwei Dinkeltage bei einem Reistag und vier Normaltagen. Aber am Anfang sollte schon mindestens vier Wochen lang die vorgeschlagene Form gewählt werden. Später könnten Sie den Mittwoch zum Reistag machen und am Donnerstag und Freitag zur Normalkost zurückkehren, vielleicht auch am Samstag und Sonntag. Natürlich können Sie die Kur auch im Wechsel durchführen, also:

1 Dinkeltag
1 Normaltag
1 Reistag
1 Normaltag
1 Dinkeltag
1 Normaltag usw.

Mit diesem Kursverlauf haben Sie immer abwechselnd einen Samstag oder einen Sonntag als Normaltag. Denn am Wochenende ist die Versuchung, zu viel zu essen, besonders groß – deshalb Vorsicht! Wichtig ist, dass Sie die Kur nicht unterbrechen.

Anfangs wird die Gewichtsabnahme stärker ausfallen, da dem Körper viel Gewebewasser entzogen wird. Dann tritt eine gewisse Stagnation ein, während in der letzten Phase wieder eine kontinuierliche leichte Reduktion zu verzeichnen ist. Jetzt heißt es durchhalten! Wer jetzt die Kur unterbricht, gefährdet den Erfolg!

WAS SIE BEI DER REDUKTIONSKUR BEACHTEN SOLLTEN

Essen Sie viel Joghurt!

An jedem Kurtag, ob Dinkeltag oder normalen Tag – außer am Reistag -, sollten Sie mindestens zwei bis drei einfache Joghurt ohne Obsteinlagen essen. Bei stark übergewichtigen Patienten (mehr als 100 Kilogramm Körpergewicht) darf es auch mehr sein. Da sich der Körper während der Kur in einer starken Abbauphase befindet, sollten Sie darauf achten, dass er zwar alle Schlackenstoffe entsorgt, Eiweißverlust jedoch vermieden wird. Die Eiweißreserven des Körpers reichen nur für 24 Stunden, dann wird das Muskeleiweiß angegriffen. Im Dinkel und in verschiedenen Gemüsearten ist zwar Eiweiß enthalten, aber nicht in ausreichender Menge. Essen Sie daher häufig Joghurt – am besten mit rechtsdrehender Milchsäure L(+). Sie können auch den Joghurt in einer großen Milchflasche mit abgekochtem Wasser verschütteln und die Mischung dann als Trinkjoghurt nehmen. Die Menge des dazugegebenen Wassers richtet sich nach Ihrem Geschmack.

Möglichst kein Alkohol!

Trinken Sie ausreichend Wasser an den normalen Esstagen – möglichst nur abgekocht oder Tee, besonders Fencheltee. Als Alternative empfiehlt sich – aber nur an den Normaltagen – eine herbe Apfelsaftschorle oder ab und zu ein Bier oder eine Weinschorle. Noch besser wäre es natürlich, Sie würden während der gesamten Kur überhaupt nichts Alkoholhaltiges trinken.

Fällt Ihnen dies aber sehr schwer, sind hier kleine Zugeständnisse möglich. Auch Hildegard hat z.B. das Bier recht positiv beurteilt. Es ist schließlich gekochtes Wasser – viel bekömmlicher als »rohes« Wasser, sagt sie uns an verschiedenen Stellen.

Etwas Wurst an den Normaltagen

An den Normaltagen dürfen Sie – wenn Sie es gewohnt sind – Fleisch oder Wurst bis maximal 150 Gramm oder stattdessen bis zu 250 Gramm Fisch essen. Als Zwischenmahlzeit: Äpfel in jeder Menge oder geröstete Dinkelkörner (Gofio), aber stets gut kauen!

Fußbad und Kreislaufmittel

Bei kalten Füßen sollten Sie öfters ein heißes Fußbad machen; dies regt auch die Durchblutung der herzfernsten Punkte an. Das Fußbad sollte mindestens zehn Minuten dauern, gerade abends vor dem Schlafengehen. Ein Kreislaufmittel sollte zur Stabilisierung des geforderten Organismus auch während der gesamten Kur regelmäßig eingenommen werden – entweder das bisherige oder ein Gläschen Herzwein.

Viel Bewegung

Bewegen Sie sich ausgiebig – an jedem Tag! Wenn Ihnen Ihre Berufstätigkeit keine Gelegenheit dazu gibt, sollten Sie lange Spaziergänge machen. Durch die regelmäßige Bewegung wird überschüssiges Gewebe abgebaut, nicht jedoch das Eiweiß der Herzmuskulatur. Zudem fördert sportliche Betätigung – vor allem an der frischen Luft – nicht nur Ihr körperliches, sondern auch Ihr seelisches Wohlbefinden.

Trinken Sie reichlich!

Während der ganzen Kur sollten Sie täglich, auch an den Tagen der Normalkost, mindestens zwei bis drei Liter abgekochtes Wasser trinken oder aus der gleichen Menge einen Tee zubereiten. Der genaue tägliche Bedarf richtet sich nach dem Ausgangsgewicht. Man rechnet ca. 35 Gramm Wasser pro Kilogramm Körpergewicht. Durch den Entschlackungsprozess werden die Nieren verstärkt beansprucht; deshalb besteht zusätzlich ein erhöhter Flüssigkeitsbedarf.

Morgens sollten Sie nüchtern einen halben bis einen Liter trinken; frühstücken Sie erst ein bis zwei Stunden danach. Den Rest des Wassers können Sie dann regelmäßig über den Tag verteilt trinken.

Wenn Sie unmittelbar nach dem »Wasserfrühstück« etwas essen, verursachen Sie meist Stauungen im Körper. Warten Sie dagegen einige Zeit, kommt es durch das »leere« Wasser zu einer starken Ausscheidung über die Nieren, so dass ein wirkungsvoller Reinigungseffekt erzielt wird.

Das Wasser für den nächsten Tag sollte am Abend vorher 10–15 Minuten lang abgekocht werden. Getrunken wird es warm oder mit Zimmertemperatur, aber niemals eiskalt aus dem Kühlschrank!

REDUKTIONSWOCHE

Als Alternative zum Fasten in der Gruppe oder zur großen Reduktionskur können Sie auch ab und zu daheim eine Reduktionswoche einlegen.

Tagesplan für die Reduktionswoche

- **Am Morgen:** Nehmen Sie morgens einen Teelöffel Flohsamen mit viel abgekochtem Wasser.
- **Zum Frühstück:** Trinken Sie zum Frühstück viel Tee, speziell Fencheltee, dazu ein bis zwei Äpfel (oder nach Bedarf mehr), die möglichst schon »hildegardisch« schrumpelig sein sollten.
- **Am Vormittag:** Essen Sie am Vormittag eventuell nochmals einen Apfel.
- **Zum Mittagessen:** Essen Sie mittags eine dünne Dinkelgrießsuppe, mit etwas Gemüse nach Geschmack. Als Nachtisch (wenn Sie noch nicht satt sind) einen einfachen Joghurt mit rechtsdrehender Milchsäure (kein Obstjoghurt).

- **Am Nachmittag:** Gönnen Sie sich am Nachmittag nochmals Apfel und Tee.
- **Am Abend:** Am Abend gibt es Apfel, Tee und Joghurt. Joghurt niemals eiskalt aus dem Kühlschrank, sondern zimmerwarm.
- **Tagsüber:** Trinken Sie tagsüber viel, bei leichtem Schwächezustand ein Gläschen Herzwein, speziell am Vormittag um zehn Uhr und am Nachmittag um 16 Uhr.

Die Gewichtsreduktion beruht nicht nur auf der Kalorienverminderung und der Meidung von tierischem Eiweiß (bis auf ein oder zwei Joghurt pro Tag), sondern vor allem auch auf dem konsequenten Verzicht auf Salz. Außer in der mittäglichen Dinkelsuppe führt man dem Körper die ganze Woche lang kein Salz zu.

Die Reduktionswoche wirkt stark entschlackend und gewichtsreduzierend. Sie können dabei fast normal arbeiten.

4. ANHANG

Nachwort

Die heilige Hildegard von Bingen hat in ihren Schriften rund 2000 bis 3000 Rezepturen hinterlassen. Etwa ein Viertel davon ist ausgewertet und in unsere Sprache und unsere heutige Zeit übersetzt worden. In der Praxis selbst Anwendung finden vielleicht 250 bis 350 Rezepturen der heiligen Hildegard.

Dieses Buch möchte die bewährtesten Empfehlungen der Hildegard-Heil- und Ernährungskunde für die Behandlung der verschiedensten körperlichen und seelischen Beschwerden besonders einfach und praktikabel machen. Ich hoffe, dass dies gelungen ist.

Ein Hinweis noch zu den Bezugs-Möglichkeiten von Hildegard-Mitteln und -Medikamenten: Wenn im Text nicht bereits angegeben, können in der Regel alle Medikamente über eine normale Apotheke bezogen werden.

Bei der Suche nach mehr Informationen, Fachleuten und Bezugsquellen hilft außerdem die Internetseite der Internationalen Hildegard-Gesellschaft weiter:
www.hildegard-gesellschaft.org

HILDEGARD-LITERATUR UND -QUELLENVERZEICHNIS

Die Werke der Hildegard von Bingen

Der Mensch in der Verantwortung. Das Buch der Lebensverdienste. Liber Vitae Meritorum. Herder Verlag. Freiburg 1994

Scivias – Wisse die Wege. Eine Schau von Gott und Mensch in Schöpfung und Zeit. Herder Verlag. Freiburg 1992

Ursachen und Behandlung der Krankheiten. Causae et curae. Haug Verlag. Heidelberg 1992

Baseler Hildegard-Gesellschaft (Hrsg.): Heilige Hildegard Dinkelkochbuch. Econ Verlag. Düsseldorf 1994

Weitere Autoren

Braun, Hans: Heilpflanzen-Lexikon. Wirkungen, Verordnung, Selbstmedikation. Fischer Verlag. Stuttgart 1994

Furlenmeier, Martin: Wunderwelt der Heilpflanzen. Rheingauer Verlagsgesellschaft. Zürich 1978

Granau, Eduard: Hildegard von Bingen. Prophetische Lehrerin der Kirche an der Schwelle und am Ende der Neuzeit. Christiana-Verlag. CH-Stein am Rhein 1991

Hertzka, Gottfried: Kleine Hildegard-Apotheke. Christiana-Verlag. CH-Stein am Rhein 1993

Hertzka, Gottfried: So heilt Gott. Die Medizin der hl. Hildegard von Bingen als neues Naturheilverfahren. Christiana-Verlag. CH-Stein am Rhein 1992

Hertzka, Gottfried: Das Wunder der Hildegard-Medizin. Christiana-Verlag. CH-Stein am Rhein 1991

Hertzka, Gottfried/Strehlow, Wighard: Große Hildegard-Apotheke. Bauer Verlag. Freiburg 1993

Hertzka, Gottfried/Strehlow, Wighard: Küchengeheimnisse der Hildegard-Medizin. Ratschläge und Erkenntnisse der heiligen Hildegard von Bingen über die Heilkraft unserer Nahrungsmittel. Bauer Verlag. Freiburg 1993

Madaus, Rolf: Lehrbuch der biologischen Heilmittel. 3 Bde. Olms Verlag. Hildesheim 1985

Pahlow, Manfred: Das große Buch der Heilpflanzen. Gesund durch die Heilkräfte der Natur. Gräfe und Unzer Verlag. München 1993

Pukownik, Peter: Anleitung zum Heilfasten nach der Hl. Hildegard. Verlag Via Nova. Petersberg, 2013.

Pukownik, Peter: Das Gesundheitsbuch der Heiligen Hildegard von Bingen. Die besten Heilmittel der Hildegard-Medizin. Verlag Via Nova. Petersberg, 2013.

Pukownik, Peter: Das Heilwissen der Heiligen Hildegard von Bingen. Ernährungsheilkunde – Heilmittel – Anwendung bei verschiedenen Krankheiten – Heilfasten. Verlag Via Nova. Petersberg, 2012.

Weitere Bücher aus dem Verlag Via Nova:

Das Heilwissen der HL. HILDEGARD VON BINGEN

Ernährungsheilkunde, Heilmittel, Anwendung bei verschiedenen Krankheiten, Heilfasten

Peter Pukownik

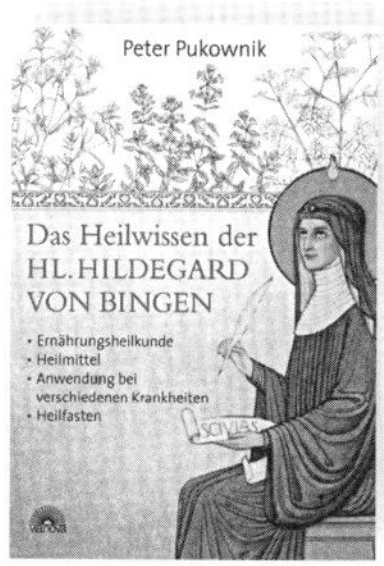

Hardcover, 288 Seiten, ISBN 978-3-86616-205-1 2. Auflage

Die Lehren der heiligen Hildegard von Bingen sind heute noch genauso aktuell wie vor 1000 Jahren. Dabei zählt die richtige Ernährung zu dem größten Heilmittel – und auch die Art und Weise, wie die Nahrung dem Körper zugeführt wird. Die Basis der Hildegard-Heilkunde besteht vor allem aus Dinkel, Fenchel und den Gewürzen Galgant, Quendel und Bertram. Zusammen mit der geistigen Einstellung zu sich selbst, seiner Umwelt und dem Weltenschöpfer sowie dem richtigen Maß – der Diskretio – kann Gesundheit erlangt und aufrechterhalten werden. Wichtig ist zudem die Reinigung von Körper und Geist, durch Heilfasten, Aderlass und Schröpfen, durch Meditation, Gebet und Entspannung.

Gesund durch das Jahr mit der HL. HILDEGARD VON BINGEN

Almanach der Jahreszeiten

Peter Pukownik

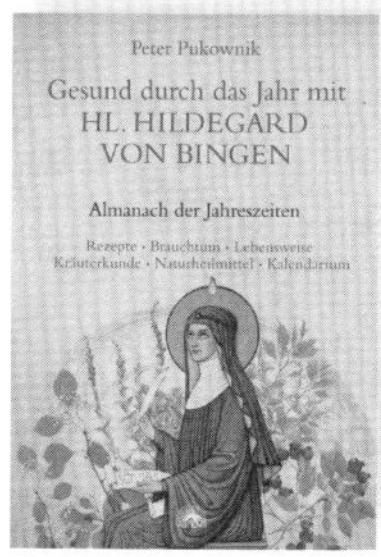

Hardcover, 240 Seiten, 125 farbige Abbildungen,
ISBN 978-3-86616-217-4

Die Heilkunde der hl. Hildegard von Bingen ist vielfach erprobt, z.T. wissenschaftlich bewiesen, hat sich bewährt und viele Heilprozesse gefördert. Sie zeigt Zusammenhänge zwischen Mensch und Kosmos auf, die unterschiedlichen Wirkungen der energetischen Schwingungen von Kräutern, Früchten, Mineralien und Metallen auf den menschlichen Körper, auf Seele und Geist. Der Hildegard-Experte Peter Pukownik gibt in diesem Handbuch aus seinem umfangreichen Wissen und seiner Erfahrung wertvolle Informationen und Anregungen – auch anhand zahlreicher Hildegard-Zitate - , sich im Rhythmus der Jahreszeiten gesund zu ernähren, Körper und Geist zu reinigen und zu heilen. Der übersichtliche monats- und sachbezogene Aufbau, anschauliche Abbildungen und klare Rezepte erleichtern die tägliche Anwendung und fördern stetig Gesundheit und Wohlbefinden der interessierten (engagierten) Leser.

Das Gesundheitsbuch der HL. HILDEGARD VON BINGEN

Die besten Heilmittel der Hildegardmedizin

Peter Pukownik

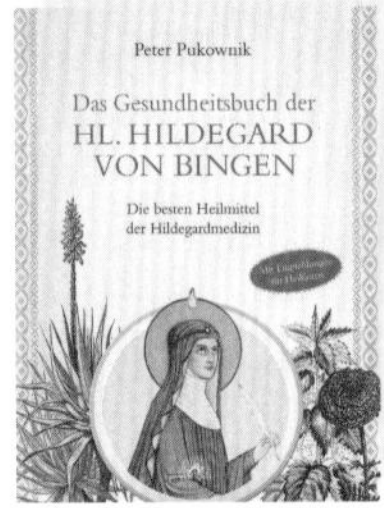

Hardcover, 176 Seiten, 40 farbige Abbildungen,
ISBN 978-3-86616-232-7

In diesem Buch erfahren Sie, wie man die Heilkräfte der Natur richtig nutzt, Erkrankungen vorbeugen oder auf natürliche Weise selbst heilen, seine Gesundheit erhalten kann. Zum besseren Verständnis der Hildegard-Heilkunde geht der Autor auch auf Hildegards Welt- und Menschenbild ein: Die Gesundheit ist für sie ein lebenslanger, kreativer Prozess, der eine neue Lebensumstellung, eine ganzheitliche religiös-sittliche Haltung, eine Änderung krankmachender Lebensgewohnheiten, die Einhaltung von Lebensrhythmen, den bewussten Umgang mit der Natur und das rechte Maß umfasst. Vor allem werden die Heilmittel der Hildegardmedizin, ihre Herstellung, ihre Anwendung und ihre körperliche und psychische Wirkung dargestellt, sowie Möglichkeiten der Behandlung verschiedener Krankheiten und Beschwerden, einschließlich der Empfehlungen für das Heilfasten.

Anleitung zum Heilfasten nach der Hl. Hildegard von Bingen

Mit Meditationen, Bewegungs- und Atemtechniken

Reinigung, Entschlackung, Gesundheit, Wohlbefinden, Leistungsfähigkeit

Peter Pukownik

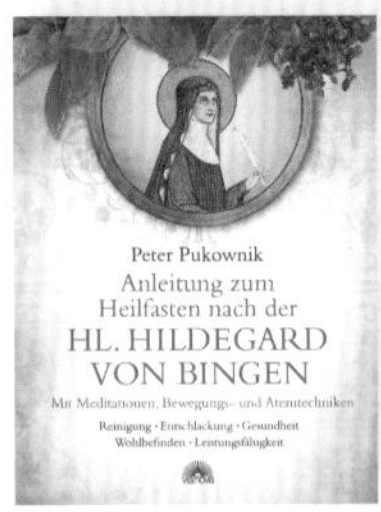

Hardcover, 272 Seiten, ISBN 978-3-86616-266-2

Der anerkannte Hildegard-Experte Peter Pukownik, Therapeut und Leiter zahlreicher Fastenkurse und -kuren, gibt in diesem Handbuch auf der Basis der Hildegard-Heilkunde und seiner jahrzehntelangen Erfahrungen (s. viele konkrete Heilungserfolge, Programme und Rezepte) vielfältige Anregungen und Empfehlungen zum Heilfasten. In Kombination mit Meditation im Schweigen, in der Gruppe und verschiedenen Bewegungs- und Atemtechniken besinnt sich der Fastende wieder auf sich selbst, erfährt und lernt, seine Körpersignale zu verstehen, „auf die Stimme seiner Seele zu hören". Durch dieses Fasten wirft er körperlichen und seelischen Ballast ab, reinigt Körper und Psyche und schafft Voraussetzungen für Heilung und eine gesunde Lebensführung, stärkt seine Vitalität, erlangt innere Harmonie und inneres Glück.